肠内营养通路构建
——介入技术临床应用点津

主　编丨杨　光　张　静

副主编丨艾　宁　李　丽　史　博

编　者（以姓氏笔画为序）

王　冬　孔德友　艾　宁　史　博　朱丽娜

李　丽　李亚男　杨　光　杨　凯　杨东强

杨思源　张　松　张　静　陆　艺　武丹娜

周志国　郝晓光　荣小翠　殷风华　高淑清

韩丽英

秘　书丨李亚男

人民卫生出版社

·北　京·

图书在版编目（CIP）数据

肠内营养通路构建：介入技术临床应用点津 / 杨光，张静主编 . —北京：人民卫生出版社，2023.11

ISBN 978-7-117-35563-6

Ⅰ. ①肠… Ⅱ. ①杨… ②张… Ⅲ. ①临床营养 Ⅳ. ①R459.3

中国国家版本馆 CIP 数据核字（2023）第 209357 号

| 人卫智网 | www.ipmph.com | 医学教育、学术、考试、健康，购书智慧智能综合服务平台 |
| 人卫官网 | www.pmph.com | 人卫官方资讯发布平台 |

肠内营养通路构建——介入技术临床应用点津
Changneiyingyang Tonglu Goujian
——Jieru Jishu Linchuang Yingyong Dianjin

主　　编：杨　光　张　静

出版发行：人民卫生出版社（中继线 010-59780011）

地　　址：北京市朝阳区潘家园南里 19 号

邮　　编：100021

E - mail：pmph @ pmph.com

购书热线：010-59787592　010-59787584　010-65264830

印　　刷：廊坊一二〇六印刷厂

经　　销：新华书店

开　　本：710×1000　1/16　　**印张：**11

字　　数：209 千字

版　　次：2023 年 11 月第 1 版

印　　次：2023 年 12 月第 1 次印刷

标准书号：ISBN 978-7-117-35563-6

定　　价：69.00 元

打击盗版举报电话：010-59787491　E-mail：WQ @ pmph.com

质量问题联系电话：010-59787234　E-mail：zhiliang @ pmph.com

数字融合服务电话：4001118166　　E-mail：zengzhi @ pmph.com

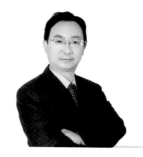

主编简介

杨 光

医学博士，主任医师、教授、硕士研究生导师，现任河北医科大学第四医院放射科主任。从事临床介入治疗工作26年，擅长肿瘤介入治疗，特别是在肝癌的精细介入栓塞治疗，消化道管腔狭窄支架置入术、球囊扩张术、经皮胃造瘘术及肠梗阻导管置入术，恶性肿瘤灌注化疗栓塞术，梗阻性黄疸经皮肝穿刺胆道引流术（PTCD）及支架治疗，急诊出血栓塞止血等方面积累了丰富的经验。

学术任职：中国抗癌协会肿瘤介入学专业委员会常务委员，中国医师协会介入医师分会委员，中国医疗保健国际交流促进会介入诊疗学分会常务委员，中国中医药信息学会中西医结合介入分会常务委员，白求恩精神研究会介入医学分会常务委员，河北省临床肿瘤学会放射介入治疗专家委员会、肝癌专家委员会副主任委员，河北省抗癌协会肿瘤介入专业委员会常务委员，河北省医学会介入医学分会常务委员。

获河北省科学技术进步奖三等奖3项。发表核心期刊学术论文60余篇，医学著作10部，专利2项。

主编简介

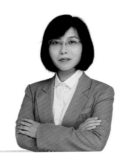

张 静

医学博士，主任医师，现任河北医科大学第四医院疼痛康复科主任。长期从事临床诊治工作，擅长肿瘤的内科治疗、姑息与营养支持治疗。

学术任职：河北省抗癌协会常务理事，河北省临床肿瘤学会理事，河北省生命关怀协会常务理事，白求恩精神研究会医学人文分会理事，中国医疗保健国际交流促进会肿瘤舒缓治疗学分会委员，河北省抗癌协会肿瘤心理治疗专业委员会主任委员等。

先后发表学术论文 30 余篇，医学著作 18 部。

序

　　消化道狭窄、进食困难严重影响了患者的生活质量，带来了沉重的家庭负担和社会负担。如何解决狭窄和梗阻、如何提高这些患者的进食、如何提高肠内营养、如何提高营养支持治疗，归根结底，如何保证和提高患者的生活质量是我们医务工作者的使命和担当。

　　本书主编杨光教授和张静教授从事肿瘤治疗临床工作多年，杨光教授有扎实的医学影像学基础，曾在北京大学肿瘤医院从事博士后研究工作，主要探索肿瘤的精准介入治疗，具备了严谨、求实的治学作风。张静教授多年来从事肿瘤的内科治疗、姑息与营养支持治疗，具有丰富的临床经验。

　　全书分为四章，从肠内营养通路构建发展及现状、所用介入技术、临床实践和临床护理四个方面进行了梳理和总结，内容全面。本书以微创介入技术在消化管狭窄或闭塞的应用为主线进行了总结，尤其在"肠内营养通路构建临床实践"一章中分为八节，从口咽部恶性肿瘤及食管癌、肺和纵隔病变引起进食困难、胃和十二指肠病变狭窄、肠梗阻、术后吻合口并发症、胃肠道功能异常、神经原因导致进食困难以及其他原因导致进食困难等角度，结合临床病例，进行了翔实的分析和论述。本人读后受益匪浅。

　　参加本书编写的作者都是在医院临床一线工作多年的医、护、技工作者，对消化道狭窄患者的情况感同身受，为解决患者的精神压力细心开导，一刻也没有放弃努力，想方设法给患者解决消化道狭窄带来的诸多问题，这种精神值得学习和提倡。

　　本书图文并茂，通俗易懂，实用性强，建议本书的主编根据基层医院的需要组织培训班向更多基层医院普及以介入手段为主导的肠内营养通路构建，造福广大患者。

杨仁杰

北京大学肿瘤医院

2023 年春

前言

　　很多疾病，特别是恶性肿瘤常造成消化道狭窄、梗阻，患者不能经口正常进食，成为患者和家属面对的最痛苦的事情。如下咽癌、食管癌、胃癌、术后吻合口瘢痕狭窄、运动神经元病及各种原因导致的肠梗阻等，由于不能正常进食，营养补给不足，生活质量极差，多数患者会出现不同程度的营养不良，甚至恶病质。体重越低、营养状况越差的患者预后越差。营养支持治疗，特别是肠内营养支持治疗对于晚期肿瘤患者来说尤为重要，可以明显提高生活质量，延长生存期。近年来，业内专家已经把营养支持治疗列为肿瘤治疗的一线治疗手段。

　　介入放射学指在影像设备的引导下，进行疾病诊断和治疗的一门学科。随着现代医学技术的发展，介入放射学已经成为同内科、外科并列的第三大学科。它不同于内科的输液、吃药，也不同于外科的开刀切除，而是利用现代医学影像引导，通过导管、导丝的配合操作，在血管、肠道、胆道、尿道等人体管腔内进行疾病诊断和治疗的一门技术。介入治疗具有明显的技术优势，其微创、高效、安全、经济，已经成为现代医学重要的组成部分。

　　在介入新技术、新理念的冲击下，传统的肠内营养通路构建方法如外科胃造瘘术、手术及内镜下鼻空肠营养管置入术、肠梗阻开腹松解术等的临床应用越来越少，而以介入手段为主导的肠内营养通路构建方法取而代之，正逐渐成为主流。目前介入方法主要包括：①X线引导下鼻饲胃空肠营养管置入术；②消化道球囊扩张术；③消化道支架置入术；④X线引导下经皮胃造口术；⑤肠梗阻导管置入术；⑥消化道造影检查技术。笔者称其为"六大"肠内营养通路构建介入技术，这些新的肠内营养通路构建技术为不能经口正常进食的患者提供了维持生命的肠内营养快线通路，以其微创、快捷、经济、人性化的特点福泽广大患者。

　　本书特点是以临床常见各种造成消化道狭窄而不能经口进食的疾病为主线，用大量实例图片阐述应用介入技术如何快速、简便地构建肠内营养通路，同时诊断和治疗疾病。注重临床实用性，技术操作简单易学，对基层医院医生及其他医疗机构中青年临床医生具有重要的指导和参考意义。

　　中国抗癌协会肿瘤介入学专业委员会首任主任委员、北京大学肿瘤医院介入治疗科杨仁杰教授在百忙之中为本书作序，在此，衷心向他表示诚挚的谢意！同时，感谢家人及同事们在生活和工作中给予的无私帮助！

尽管我们精心组稿和优选图例，但鉴于作者水平有限，书中疏漏欠妥之处望广大读者指正。

杨光　张静

2023 年 5 月

目录

第四章
肠内营养通路构建临床护理

附录

第一章　肠内营养通路构建发展及现状

第一节
肠内营养通路构建发展现状

众所周知，营养支持在疾病的治疗中发挥着越来越重要的作用，很多疾病特别是肿瘤、炎症等消耗性疾病更是提倡早期营养支持。肠内营养是营养支持的首选方法，而肠内营养通路的构建为实现肠内营养提供技术保障。临床工作中如何简单、快速、安全、高效地实现肠内营养通路的建立呢？目前越来越多的有识之士开始关注这一领域。

一、肠内营养及通路构建的发展史

肠内营养指通过口服或管饲途径将营养液输注至人体肠内，补充机体生理过程所需要的全部或部分营养，从而达到机体维持正常代谢的需求的临床治疗措施。

1858 年，Bush 医生报道了世界上首例空肠造口术，实现了除鼻饲外的肠内营养通路的新方法。

1876 年，法国医师 Vemeui 第一次实现了传统外科手术方式的胃造口。

1957 年，Greentein 等就宇航员饮食问题进行了有关肠内营养的研究，并且研制出一种成分相对明确的肠内营养制剂。

1965 年，Winitz 等将肠内营养制剂应用于人体营养支持。

1969 年，美国 Randall 等受宇航员饮食启发，开发出由结晶氨基酸等组成的要素膳，从而开启了肠内营养临床实践之路。

1973 年 Delany 等对行腹部手术治疗的患者开展了用导管针穿刺空肠注入营养液，使肠内营养的应用通路有了进一步的发展。

1980 年 Gauderer 和 Ponsky 等首先报道经皮内镜胃造口术（percutaneous endoscopic gastrostomy，PEG），由于其手术操作简单，仅需要在局部麻醉下进

1

行，创口小，痛苦小，恢复时间短，管饲开始时间早，故该技术逐渐在临床上广泛应用，并逐渐取代了传统的外科开腹胃造口术。

1981 年 Preshaw 首次报道 X 线引导下经皮胃造口术（percutaneous radiology gastrostomy，PRG），由于适应证更加宽泛，不良反应更少，特别是伴随介入器械的进步，PRG 临床应用越来越多，故有逐渐取代 PEG 之势。

半个世纪以来，从 20 世纪 70 年代"当患者需要营养支持时，首选腔静脉营养"，到 20 世纪 80 年代"当患者需要营养支持时，首选周围静脉营养"，再到 20 世纪 90 年代"当肠道有功能且能安全使用时，使用肠内营养"，发展至今天"应用全营养支持，首选肠内营养，必要时联合肠外营养补充"，营养支持的理念逐渐发生着深刻的改变。同时，对肠功能的进一步研究以及肠道细菌易位、肠道黏膜屏障和肠道为机体应激反应中心器官等概念的明确，肠内营养在临床上的应用价值越来越受到重视，应用的范围也越来越广泛。目前，肠内营养已经成为营养支持的主要和首选方式。

二、肠内营养的重要性

营养支持包括肠内营养（enteral nutrition，EN）和肠外营养（parenteral nutrition，PN），随着两种方式的广泛临床应用和深入研究，EN 的优势逐渐显现出来，EN 更加符合机体的代谢过程，不仅满足相关营养物质的需求，更重要的是维持了肠道黏膜屏障的相对完整，防止肠道的细菌易位及有关肠源性感染的发生。而长期 PN 可导致肠黏膜萎缩，肠道微生态紊乱，肠功能异常，免疫系统损伤等。

EN 的作用不仅局限于提供能量底物，最新的研究认为，EN 可通过调节神经免疫系统起到"营养治疗"的作用。相比管饲喂养，经口饮食的咀嚼过程能减轻患者应激，改善术后生活质量。同时，其可激活迷走神经抗炎通路，减轻肠道炎症反应，从而改善术后肠麻痹，这为防治术后肠麻痹提供了一个新的思路。肠内营养的"营养治疗"作用还体现在保护肠屏障功能上，因为肠上皮细胞的营养供应很大一部分来自肠腔内营养。

EN 的优点：①可改善和维持肠道黏膜细胞结构与功能的完整性，保持胃肠道固有菌群的正常生长，降低细菌移位的发生率；②刺激消化液和胃肠道激素的分泌，促进胆囊收缩、胃肠蠕动，减少肠道并发症的发生；③EN 提高患者免疫力，减弱全身炎症和分解代谢反应，降低肠通透性及高血糖发生率；④同样热量和氮水平的治疗下，应用 EN 者体重的增长和氮质血症的改善均优于应用 PN 者；⑤技术操作与监测简单，并发症少，费用低。

三、肠内营养通路构建的途径

目前临床上 EN 采用途径包括口饲途径和管饲途径，一般根据患者的具体情况选择合适的途径。

1. 口饲途径　经口进食是最安全和人性化的 EN 途径。食管癌、贲门癌、胃窦癌、十二指肠癌等引起的消化道管腔狭窄梗阻的支架置入术，良性吻合口瘢痕狭窄、炎性食管狭窄等的球囊扩张术，肠梗阻导管的适时应用，均可让患者即刻实现经口进食。欧洲肠外肠内营养学会（European Society for Clinical Nutrition and Metabolism，ESPEN）指南指出，口服营养补充（oral nutritional supplement，ONS）对患者生理和心理康复均有益处，可维持或改善营养状况，明显提高生活质量和生存率，并将其作为 A 级推荐。过去无法完成和实现的治疗措施，由于介入技术的引入，在数字减影血管造影（digital subtraction angiography，DSA）/ 内镜引导下轻松打通梗阻而简单顺利地实现经口进食。

2. 管饲途径　根据喂养管的放置位置不同，管饲途径分为胃内置管和肠内置管。胃内置管方法包括徒手 / 内镜 /X 线引导下鼻胃管置入、手术胃造口、经皮内镜胃造口术（PEG）、X 线引导下经皮胃造口术（PRG）及腹腔镜胃造口术等。肠内置管方法包括徒手 / 内镜 /X 线引导下鼻十二指肠置管法、鼻空肠置管法，内镜 /X 线引导下胃十二指肠造口术、胃空肠造口术及直接空肠造口术等。目前 EN 管饲营养支持方式中，以鼻空肠置管法和经皮胃造口术这两种途径为主。

对于胃肠蠕动排空功能正常的患者，鼻饲途径常作为短期 EN 的选择，操作较为简单，但是留置鼻饲营养管可能增加鼻窦炎、鼻黏膜损伤和上呼吸道感染的风险，同时存在反流、误吸的风险。临床经验证实，将导管头端置于十二指肠悬韧带（又称 Treitz 韧带）远侧 20～30cm 处将进一步降低误吸和反流的风险，鼻饲营养管通常作为肠内营养时间小于 4 周患者的首选。经皮胃造口途径（PEG 和 PRG）可较好地避免普通鼻饲营养管带来的反流和误吸风险，鼻黏膜疼痛、干燥等不适，另外不影响美观，且其置管成功率高达 95%～99%。临床资料显示 PRG 的成功率为 100%，而 PEG 的成功率为 85.7%，PRG 比 PEG 有更好的耐受性和更高的成功率。2009 年中华医学会《临床诊疗指南——肠外肠内营养学分册（2008 版）》建议，PEG 和 PRG 主要适用于 4 周以上的中长期 EN 患者。

四、肠内营养通路的构建方法

1. 口饲途径构建方法　口饲途径肠内营养，是近年来介入技术快速发展后被逐渐认同的一种方法。在 DSA 设备引导下（图 1-1-1），利用导丝、导管、球囊及肠道支架等介入器械，将食管、胃肠道狭窄梗阻的部位开通、扩张，从而恢复其正常的进食生理渠道，目前被认为是实现肠内营养最佳的构建方法。口饲途径主要包括球囊扩张术、食管支架置入术、胃窦幽门支架置入术、十二指肠支架置入术、结肠支架置入术等（图 1-1-2）。

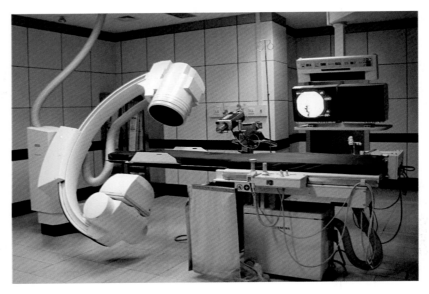

图 1-1-1　DSA 机

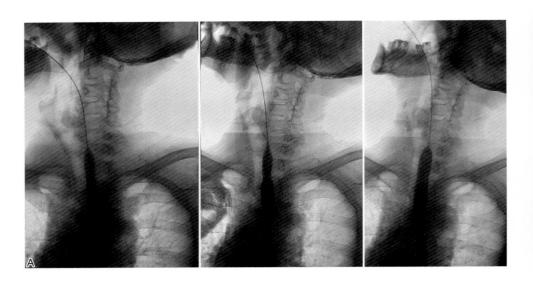

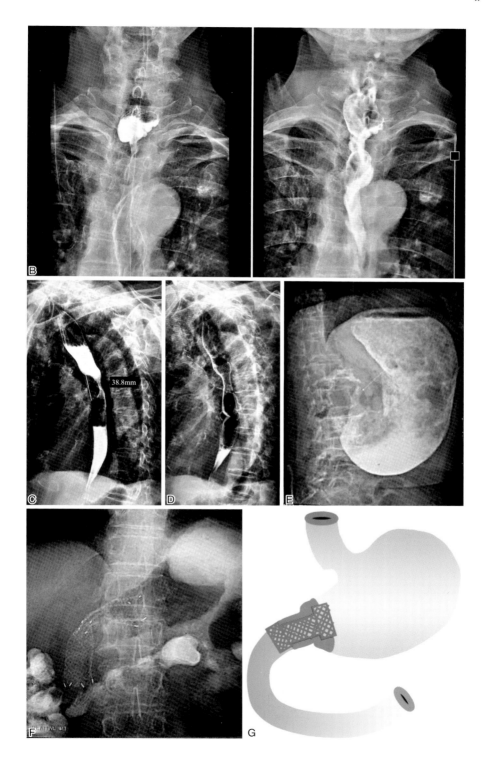

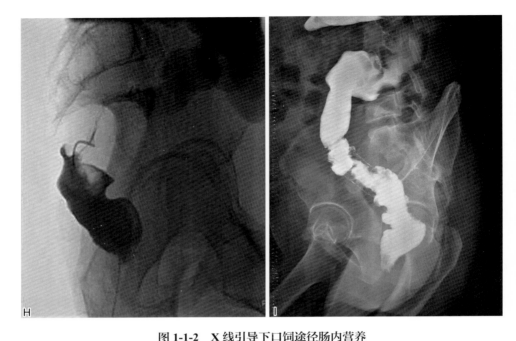

图 1-1-2　X 线引导下口饲途径肠内营养

A、B. 球囊扩张术；C、D. 食管支架置入术；E～G. 胃窦幽门支架置入术；H、I. 结肠支架置入术。

2．管饲途径构建方法　管饲途径如何将营养管置于理想位置，在具体实施方面存在一定的难度，曾经是制约 EN 的难题。目前临床上常用的胃肠内置管构建方法包括盲插置管、被动等待法置管、液囊空肠导管置管、手术中置管和造口、内镜引导下置管和造口、X 线 /DSA/ 计算机体层成像（CT）引导下置管和造口等。目前 X 线和内镜引导法逐渐成为管饲途径营养管置入的主流方法，特别是 DSA 设备引导下的介入构建方法。管饲途径主要包括鼻胃、鼻空肠营养管置入术，X 线引导下经皮胃、肠造口术，肠梗阻导管置入术等（图1-1-3）。

3．各种营养通路构建方法的优劣比较　盲插置管、被动等待法置管、液囊空肠导管置管等操作简单，但缺点是依赖正常的消化道解剖和胃肠动力，若消化道管腔稍有异常，导管头端不易到达理想位置，且时间过长，置管成功率低，故临床上基本被淘汰。手术置管和造口，创伤大，适应证窄，临床工作中也已经少有应用。相比较而言，内镜和 X 线引导下新的置管、造口方法则成功率、准确性更高，更微创。其中，X 线引导法较内镜引导法更为安全、舒适，成功率更高，逐渐成为主流方法。

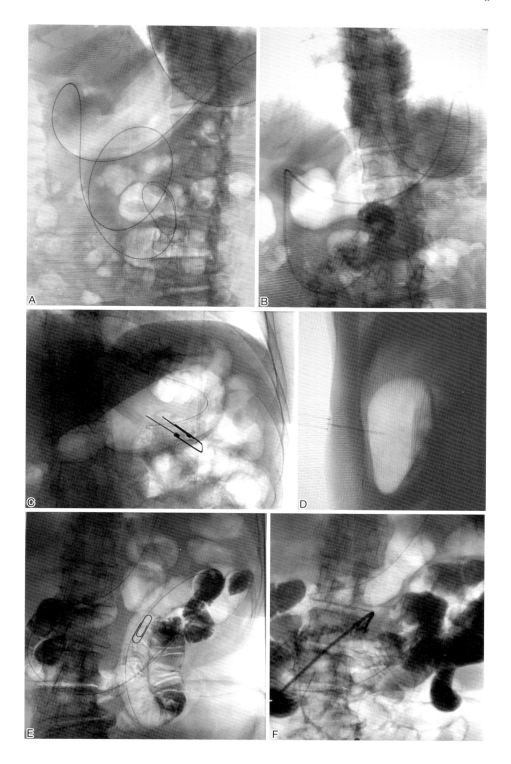

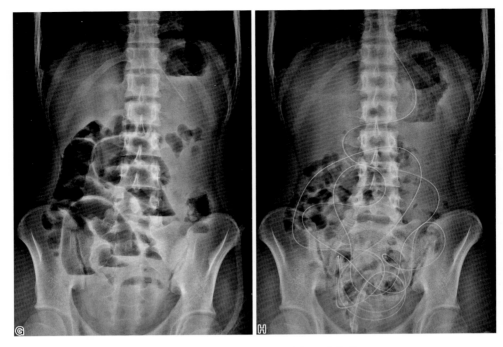

图 1-1-3 X 线引导下管饲途径肠内营养

A、B. 鼻饲营养管置入术；C、D. 经皮胃造口术；E、F. 经皮空肠造口术；G、H. 肠梗阻导管置入术。

（杨　光　张　静）

第二节
肠内营养通路构建的意义及相关介入技术

　　经口进食是人作为一个生物个体最基本的生理本能，可是很多疾病导致患者不能进食，这成为患者及家属面对和忍受的最痛苦的事情。由于病变导致消化道狭窄、梗阻，患者不能进食，营养补给不足，故绝大多数患者特别是晚期肿瘤患者会出现不同程度的营养不良、免疫力低下甚至恶病质，体重越低，预后越差。因此，营养支持治疗，特别是肠内营养治疗对于患者疾病的诊治、机体的康复尤为重要，而对于晚期肿瘤患者可以明显提高生活质量，延长一定的生存期。

一、不能进食的原因及处理对策

（一）不能进食的原因

1．器质性原因 病变本身造成消化道管腔狭窄梗阻或局部受侵狭窄、消化道瘘、术后瘢痕狭窄、术后粘连梗阻、肿瘤广泛腹腔转移导致肠梗阻等。

2．治疗性原因 包括各种肿瘤的放化疗、靶向治疗，止吐药及止疼药等医源性治疗的不良反应，胃肠功能受损等。

3．功能性（胃肠蠕动不良）原因 术后胃瘫综合征（postsurgical gastroparesis syndrome，PGS）、球溃疡幽门痉挛、营养不良性胃肠蠕动减弱、腹水、长期卧床不运动等。

4．神经原因 运动神经元病（如肌萎缩侧索硬化），贲门失弛缓症，其他神经系统疾病如脑卒中、脑损伤等。

5．精神和心理原因 癌性厌食、抑郁、焦虑等。

6．其他 疼痛等。

（二）处理对策

1．首先分析病因，明确患者不能进食的直接和间接原因，对症处理。

2．有的放矢，有针对性地系统化处理病因。

3．积极、合理地选用介入技术，尽早构建肠内营养通路。

4．按照生活质量优先的原则，合理把握生活质量和治疗原发病二者的先后顺序。

5．肠内营养、肠外营养有机配合，在肠外营养的配合下，尽早实现肠内营养。

二、"六大"肠内营养通路构建介入技术

根据本团队多年介入临床工作经验及查阅相关文献，笔者将用于微创快速实现肠内营养通路构建的介入技术归纳如下，称其为"六大"肠内营养通路构建介入技术。

1．消化道造影检查 消化道造影是一项应用于临床诊治消化道疾病的传统检查方法，除了形态学诊断器质性疾病外，另具有一项重要的作用就是评判胃肠道功能情况，即造影检查可以在透视下动态观察胃肠道的蠕动功能、张力功能及分泌功能等。我们可以通过造影检查诊断和鉴别患者不能进食的真正原因，是器质性病变，还是功能性改变？同时还可以协助制定下一步治疗方案，为球囊扩张、支架、置管、造口等做好解剖上的准备和可行性评估（如评估病

变长度、狭窄程度、解剖位置、与周围组织的关系等）。笔者认为，消化道造影检查本身就是一项重要的介入技术（图1-2-1）。

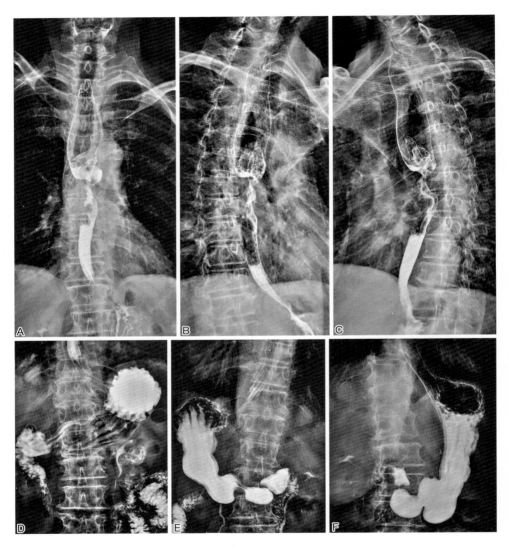

图1-2-1 食管癌碘对比剂造影

A. 食管正位造影图：可见食管中段局限性黏膜破坏，管壁僵硬、管腔狭窄，蠕动消失；B. 食管右前斜位造影图；C. 食管左前斜位造影图；D. 仰卧位胃及十二指肠造影图：胃黏膜、十二指肠及近段小肠显影清晰，黏膜规则，蠕动良好；E. 俯卧位胃及十二指肠造影图：十二指肠球形态规则；F. 站立位造影图：胃形态、大小及轮廓显示清晰。

2．X 线引导下鼻饲营养管置入术　鼻饲营养管置入包括鼻胃管置入和鼻肠管置入（图 1-2-2），是最简单的肠内营养通路构建方式，简单易行、安全实用。但是由于鼻饲营养管的管径相对较细，只能输注营养液或破壁机打烂的食糜，费时、费力、营养补给相对较慢，另外还需要 1 个月更换一次管，且鼻面部留管影响美观，长期留管会导致鼻腔及咽部黏膜损伤、疼痛等并发症，故对于少于 4 周或短期需要肠内营养者可作为首选，长期留管不佳。

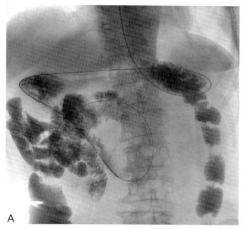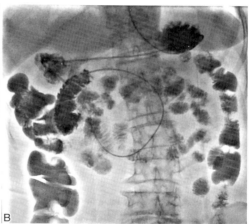

图 1-2-2　X 线引导下鼻饲营养管置入术

A. 透视引导下经鼻导丝导管配合，将导丝置入十二指肠远端；B. 在导丝引导下置入鼻饲空肠营养管，管头过十二指肠悬韧带。

3．X 线引导下消化道支架置入术　对于恶性肿瘤导致的狭窄梗阻，在没有手术机会或不选择手术治疗的前提下，食管支架、贲门支架、胃窦幽门支架、十二指肠支架、结肠支架等消化道支架解除梗阻可作为首选方法。主要原因是患者生存期有限，提高生活质量应作为首要考虑，支架置入可以直接打通消化道，让患者即刻实现经口进食，明显提高患者生活质量和满足患者心理需求（图 1-2-3），为全肠内营养 ONS 创造了条件。

4．X 线引导下消化道狭窄管腔连续、逐级球囊扩张术　消化道良性狭窄，特别是术后吻合口瘢痕性狭窄，肿瘤病变无复发，但是患者不能正常进食，这是一件非常痛苦的事情。再次手术难度大，并发症多，轻易不选择；内镜下探条扩张具有一定的局限性，反复操作疗效欠佳。而选用 X 线引导下的球囊扩张术，直径逐级由小及大，连续反复扩张（图 1-2-4），20mm 以上直径的大球囊扩张至吻合口短期内不再回缩，保持较长时间的通畅，为患者带来福音。该技术既提高了生活质量，又为全肠内营养 ONS 创造了条件。

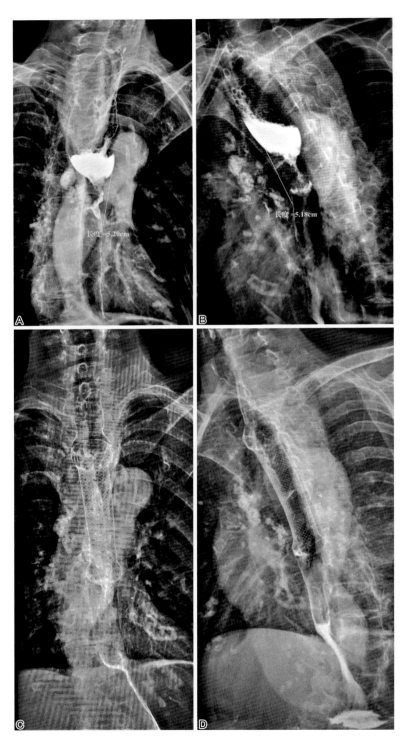

图 1-2-3　食管癌支架置入

A、B. 食管造影：明确狭窄程度、长度及部位；C、D. 食管支架置入：造影示支架无移位、扩张良好，对比剂通过顺利。

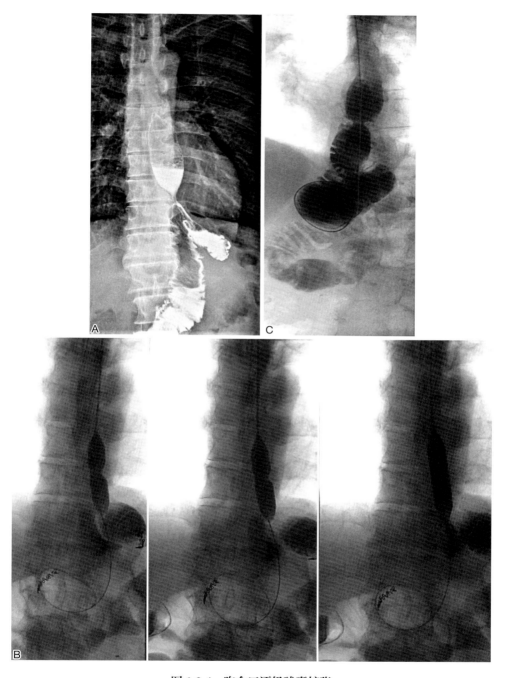

图 1-2-4 吻合口逐级球囊扩张

A. 食管造影示食管空肠吻合，吻合口良性瘢痕狭窄；B. 球囊逐级扩张，蜂腰消失；C. 复查造影，吻合口通畅。

5．X线引导下经皮胃肠造口术 目前，传统的外科胃肠造口已经逐渐被内镜和X线引导下经皮胃肠造口取代。其中，X线引导下胃肠造口更表现出突出的优势（图1-2-5）。其适应证广、微创、安全、舒适，即使是其他方法不能实现胃造口的疑难病例，通常也可以顺利完成。

6．X线引导下肠梗阻导管置入术 对于肠梗阻的诊治，目前消化内科、胃肠外科均把肠梗阻导管的适时应用作为重要的治疗手段之一（图1-2-6）。约3m长的导管及特殊的前端导引子设计保证了导管足够的进入深度和充分的引流，既能解除肠梗阻的症状，有时又能发现梗阻的部位和治疗梗阻病变本身，必要时还可以作为消化道人工自循环系统，实现经口进食。对于外科来说避免了盲目的开刀和造口，对于大肠癌梗阻患者来说可以变结肠造口二期愈合手术为一期愈合手术，部分医院已经将其作为治疗常规。

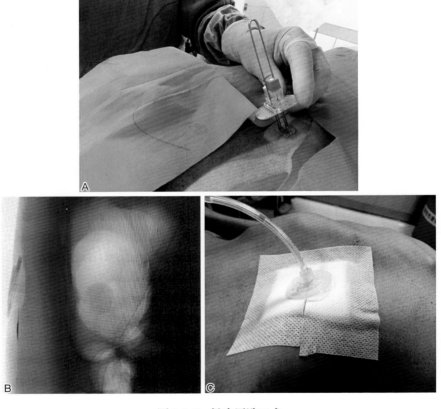

图1-2-5 经皮胃造口术

A. DSA透视引导下胃壁腹壁固定；B. 透视PS穿刺针穿刺置管；C. 体表敷料包扎。

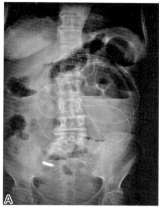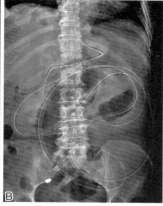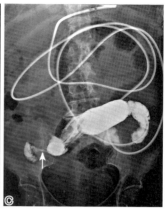

图 1-2-6　肠梗阻导管置入

A. 腹部 X 线片示阶梯状排列、大小不一的气液平面，经鼻肠梗阻导管置入；B. 外引流减压，气液平面减少，肠梗阻症状逐渐缓解；C. 经肠梗阻导管造影，进一步明确病变部位，可见狭窄梗阻部位（箭头）。

（杨　光　张　静）

参考文献

[1]　黎介寿. 肠内营养——外科临床营养支持的首选途径[J]. 中国实用外科杂志，2003，23（2）：67.

[2]　江志伟，汪志明，姜军，等. 经皮内镜下胃造口改善吞咽障碍病人的营养状况[J]. 肠外与肠内营养，2002，9（2）：96-98.

[3]　SAJJA S B, SCHEIN M. Early postoperative small bowel obstruction[J]. Br J Surg, 2004, 91(6): 683-691.

[4]　TAKAYUKI A, HIROYUKI K, NAKAMURA J, et al. Gum chewing enhances early recovery from postoperative ileus after laparoscopic colectomy[J]. J Am Coll Surg, 2002, 195(1): 30-32.

[5]　VAN DEN HEIJKANT T C, COSTES L M, VAN DER LEE D G, et al. Randomized clinical trial of the effect of gum chewing on postoperative ileus and inflammation in colorectal surgery[J]. Br J Surg, 2015, 102(3): 202-211.

[6]　ZHUANG C L, YE X Z, ZHANG C J, et al. Early versus traditional postoperative oral feeding in patients undergoing elective colorectal surgery: A meta-analysis of randomized clinical trials[J]. Dig Surg, 2013, 30(3): 225-232.

[7]　GUSTAFSSON U O, SCOTT M J, SCHWENK W, et al. Guidelines for perioperative care in elective colonic surgery: Enhanced Recovery After Surgery (ERAS®) Society recommendations[J]. Clin Nutr, 2012, 31(6): 783-800.

[8]　叶杨，季晓云，蔡林英，等. 肠内营养并发症的预防护理新进展[J]. 中国保健营养，

2017, 27（13）: 209-210.

[9] 曹玉, 郑永红, 李飞, 等. 肠内营养的临床应用进展[J]. 江苏药学与临床研究, 2006, 14（1）: 46-48.

[10] 蒋朱明, 吴蔚然. 肠内营养[M]. 2版. 北京: 人民卫生出版社, 2004: 100-199.

[11] 王磊, 周亚男, 张强, 等. 不同途径营养支持对胃肠道恶性肿瘤术后患者免疫功能的影响[J]. 中国临床营养杂志, 2007, 15（1）: 58-60.

[12] UKLEJA A, FREEMAN K L, GILBERT K, et al. Standards for nutrition support: Adult hospitalized patients[J]. Nutr Clin Pract, 2010, 25(4): 403-414.

[13] LOCHS H, ALLISON S P, MEIER R, et al. Introductory to the ESPEN guidelines on enteral nutrition: Terminology, definitions and general topics[J]. Clin Nutr, 2006, 25(2): 180-186.

[14] SCHÜTZ T, VALENTINI L, HERBST B, et al. ESPEN guidelines on enteral nutrition—Summary[J]. Z Gastroenterol, 2006, 44(8): 683-684.

[15] 张先进, 陈伟焘, 林新峰. 肠内营养常用置管方法的评价[J]. 肠内与肠外营养, 2013, 20（4）: 241-244.

[16] BLONDET A, LEBIGOT J, NICOLAS G, et al. Radiologic versus endoscopic placement of percutaneous gastrostomy in amyotrophic lateral sclerosis: Multivariate analysis of tolerance, efficacy, and survival[J]. J Vasc Interv Radiol, 2010, 21(4): 527-533.

[17] 中华医学会. 临床诊疗指南——肠外肠内营养学分册（2008版）[J]. 北京: 人民卫生出版社, 2009: 27-30.

[18] LAI C, BARLOW R, BARNES M, et al. Bedside placement of nasojejunal tubes: A randomised-controlled trial of spiral- vs straight-ended tubes[J]. Clin Nutr, 2003, 22(3): 267-270.

[19] 黄碧灵, 蓝惠兰, 谭杏飞, 等. 危重病人采用被动等待法床边留置螺旋形鼻肠管的临床观察及护理[J]. 护理研究, 2009, 23（1）: 37-38.

[20] KIM C Y, ENGSTROM B I, HORVATH J J, et al. Comparison of primary jejunostomy tubes versus gastrojejunostomy tubes for percutaneous enteral nutrition[J]. J Vasc Interv Radiol, 2013, 24(12): 1845-1852.

[21] KIM Y J, YOON C J, SEONG N J, et al. Safety and efficacy of radiological percutaneous jejunostomy for decompression of malignant small bowel obstruction[J]. Eur Radiol, 2013, 23(10): 2747-2753.

[22] GAUDERER M W, PONSKY J L, IZANT R J Jr. Gastrostomy without laparotomy: A percutaneous endoscopic technique[J]. J Pediatr Surg, 1980, 15(6): 872-875.

[23] GERNDT S J, ORRINGER M B. Tube jejunostomy as an adjunct to esophagectomy[J]. Surgery, 1994, 115(2): 164-169.

[24] SIMOES P K, WOO K M, SHIKE M, et al. Direct percutaneous endoscopic jejunostomy: Procedural and nutrition outcomes in a large patient cohort[J]. JPEN J Parenter Enteral Nutr, 2018, 42(5): 898-906.

[25] YANG Z Q, SHIN J H, SONG H Y, et al. Fluoroscopically guided percutaneous jejunostomy: Outcomes in 25 consecutive patients[J]. Clin Radiol, 2007, 62(11): 1061-1065.

第二章 肠内营养通路构建所用介入技术

第一节
X 线引导下经鼻空肠营养管置入术

近年来，随着营养支持理论和实践的发展，营养支持已成为一种治疗疾病的重要手段，特别是肠内营养支持治疗越来越受到重视。根据营养物供给和吸收的途径，分为肠内营养（EN）和肠外营养（PN）。近年来随着研究的深入，EN 优于 PN 已达成共识。与肠外营养相比，肠内营养不仅提供了营养支持，同时还具有保护胃肠道黏膜功能、降低感染率、促进肠道功能恢复、缩短住院时间和降低医疗费用等优势。目前公认，肠内营养是胃肠功能正常患者进行营养支持首选的治疗手段。

一、肠内营养的优点

1. 经肠道及门静脉吸收，机体恢复速度快。

2. 维持正常的肠道黏膜屏障功能，避免肠源性感染。

3. 促进胃肠道激素分泌，促进胃肠蠕动功能恢复，促进患者康复。

4. 显著降低危重患者的肺部并发症发生率及病死率。

5. 减少了由长期 PN 导致的肝肾功能损伤、电解质紊乱、感染等严重并发症发生。

6. 操作更简便、安全。

7. 治疗费用更低，治疗时间更短。

由于具有操作简单、成功率高、无创等优势，故经鼻空肠营养管置入术成为肠内营养的主要方法，在临床上广泛应用。

二、经鼻空肠营养管置入术适应证

1. 危重病如严重创伤、严重烧伤、重症胰腺炎等高分解代谢的患者。
2. 营养不良者。
3. 营养不良患者的术前、术后支持治疗。
4. 肿瘤等原因导致上消化道梗阻不能经口进食的患者。
5. 口腔、耳鼻咽喉及上消化道手术后恢复期患者。
6. 上消化道手术后出现吻合口瘘或消化道瘘者。
7. 脑卒中、昏迷等无法进食的患者。
8. 严重的腹泻患者等。

三、经鼻空肠营养管置入方法

经鼻空肠营养管置入方法主要有以下几种。

1. 徒手盲插置管 不借助导向设备，依靠徒手床边置管入胃，借助胃蠕动使管头进入空肠。改良法采用液囊空肠管、钢珠空肠管提高了空肠管的推进速度，前者在胃蠕动下依靠液囊漂浮进入空肠，后者借助钢珠的重力进入空肠。此种方法成功率较低，目前临床应用较少。

2. 内镜引导下置管 内镜引导下置管是通过胃镜直视和辅助，将空肠营养管通过幽门送入十二指肠内。虽然胃镜引导下置管成功率相对较高，但是内镜引导下置管是经口置入，置入后再从口逆向转入鼻腔改为经鼻，过程较复杂，部分患者难以耐受；而且内镜引导下置入的营养管管腔较小，有时很难保证营养；另外对于伴有管腔狭窄的患者，胃镜根本无法操作，因此该方法临床应用有限。

3. 超声引导下置管 预先胃肠减压 12h 以上，经胃管注入 300～500ml 生理盐水，置入鼻空肠营养管，利用床旁超声引导通过幽门，观察经鼻空肠营养管是否在胃内盘曲，无强阻力下持续推送直至十二指肠 - 空肠段，最后经 X 线检查确认置管位置。此方法需要患者能够很好地配合，术前准备较烦琐，成功率较低，临床也鲜有应用。

4. X 线引导下置管 X 线引导下行胃空肠营养管置入术是通过介入技术方法置管，在 X 线透视监视下导丝引导空肠营养管通过食管、胃及肠道进入空肠。

此方法具有很多优点：①导丝引导空肠营养管置入或导丝辅助导管置入后交换空肠营养管患者痛苦少、舒适度好，易于接受；②操作简便，通常置管时间短，适合危重患者；③定位准确，术中可随时根据导管造影了解管头位置，调整导丝、导管方向；④导丝引导导管经过幽门、十二指肠简单易行，鼻空肠营养管置入成功率高；⑤营养管进入空肠后，可即时行小肠造影，了解肠蠕动情况以指导肠内营养；⑥行肠内营养过程中如发生导管移位、堵管等问题，可随时通过介入导丝的方法再通解决。

目前，X线引导下经鼻空肠营养管置入术在临床中应用最为广泛，逐渐替代其他方法，成为经鼻空肠营养管置入的首选方法（图 2-1-1）。

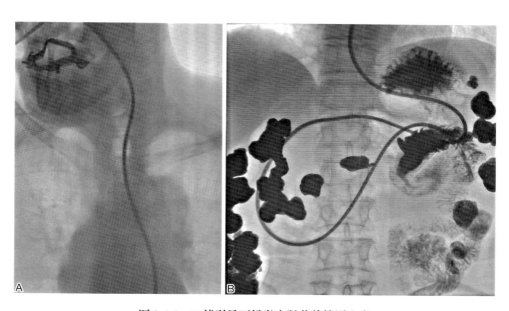

图 2-1-1 X 线引导下经鼻空肠营养管置入术

A. 透视引导下导丝与导管配合，经鼻咽部、食管、胃及小肠置管；B. 营养管管头一般需要过十二指肠悬韧带，放置于空肠近端。

（史 博 孔德友）

第二节
消化道球囊扩张术

消化道良性狭窄常见原因包括：术后吻合口瘢痕形成、胃食管反流病长期慢性炎性刺激、酸碱摄入化学烧灼、射频消融治疗、胸部放疗等。其中，吻合口瘢痕形成是最常见的狭窄原因，大多数患者发生于外科术后 2 个月内，合并吻合口狭窄后会导致患者的生活质量下降，临床表现为进食困难、营养供给不足，导致患者情绪低落、心态失衡，无法融入群体，严重时可因重度营养不良而死亡。如果接受外科再修正手术治疗，容易造成患者二次躯体或心理创伤，临床少有人选择。对该种瘢痕狭窄治疗的关键是要在患者可接纳的前提下对狭窄管腔进行有效扩张并预防再狭窄，保证可接受的生活质量。近年来，球囊扩张术已作为消化道良性狭窄的一线治疗方案，特别是 X 线引导下球囊扩张术以其定位准确、疗效确切、安全、损伤小的优势逐渐得到了广泛的应用。

一、球囊扩张治疗前准备

患者球囊扩张术前行常规检查（血常规、出凝血时间、心电图等）、胸部增强 CT、上消化道造影及胃镜检查。胸部增强 CT 主要用来评估狭窄部位有无强化、感染，初步判断狭窄的部位、性质及严重程度，特别是明确狭窄部位与周围血管的关系，避免球囊扩张时发生大血管的损伤破裂。胃肠 X 线造影选用碘对比剂，重点判断狭窄的部位、长度、狭窄程度及有无瘘形成，并判断狭窄病变的性质以及评估胃肠道蠕动功能。通过胃镜活检明确狭窄部位病变性质，除外肿瘤复发造成的狭窄。对于肿瘤复发造成的狭窄，原则上不适宜行球囊扩张，一般需要进一步治疗原发病或选择支架置入。

二、技术操作步骤

球囊扩张原理主要是通过机械性物理外力扩张狭窄部位的纤维组织，造成纤维组织撕裂而达到扩张狭窄管腔的目的。在扩张之前，需要按照狭窄严重程度选择合适直径的球囊，通常根据患者承受疼痛程度采用直径由小到大逐级、反复扩张的方法。扩张需要在 X 线透视下操作，患者保持清醒、咽部局部麻醉状态下进行，不需要全身麻醉。根据狭窄的程度，我们通常选用直径 8mm、10mm、12mm、14mm、18mm、20mm、26mm、30mm 等不同规格的专用球囊导管。技术操作步骤如下：

1. 术前与患者充分沟通，获得知情同意，消除患者的紧张情绪。

2. 常规禁食 6h，术前 30min 常规肌内注射苯海拉明 40mg、地塞米松 5mg 抗过敏。患者仰卧于 DSA 检查床上，头偏向右侧，鼻吸氧，放置心电监护，铺巾，2% 利多卡因咽部浸润麻醉，在透视监视下，借助超滑泥鳅导丝及 MPA 导管或 Cobra 导管经鼻腔、咽部、食管到达狭窄部位，经导管造影核实确定狭窄位置、程度和病变长度。

3. 导丝能否通过狭窄部位是该技术成功与否的关键。对于管腔不完全梗阻的患者，在透视下应用导管与导丝的配合可顺利通过狭窄。对于管腔完全梗阻闭塞的患者，需借助超滑泥鳅导丝运用钻探法通过狭窄部位，即在狭窄的上方于透视下注入对比剂明确闭塞头部，后将导管接近闭塞端部，用导丝探寻潜在的腔隙，并逐步旋转导丝通过。如梗阻端部为鼠尾形，则使导管进入此部位，因其多为梗阻段潜在的腔隙。在过程中应保持导丝处于直行状态，必要时侧位观察走行方向。因食管狭窄部位肉芽结缔组织较多，需轻柔操作避免导管与导丝对狭窄部位造成损伤，通过狭窄部位后再次经导管造影明确有无对比剂外漏及异常通道形成等表现，如无上述情况，沿导丝将导管通过狭窄段插至胃腔，一定经导管造影证实导管进入胃腔。

4. 交换超滑超硬泥鳅导丝，沿超硬导丝送入合适的球囊导管，一般要求球囊直径与狭窄段两端的正常管径相当或稍大 1~2mm，把球囊正中放在狭窄中段，透视下缓慢向球囊加压注入稀释对比剂，逐渐充盈球囊使蜂腰消失。操作时注意观察患者耐受情况，一般每次加压球囊充盈扩张狭窄处维持约 8min。根据狭窄解除情况，可以间隔 3~5min 再重复扩张 2~3 次，后逐级增加球囊直径扩张至预计划直径，且注入稀释对比剂过程中阻力明显减少，蜂腰型狭窄的消除是食管球囊扩张成功的标志。需要较大球囊再次扩张者，应该间隔 7~14d。

5. 扩张结束后即可行口服消化道造影，了解球囊扩张后患者吞咽感觉及狭窄解除情况，评估球囊扩张效果并作为日后复查的参考。术后根据病情给予抑酸、止血、镇痛及营养支持等治疗，并密切观察患者有无呛咳、胸腹部疼痛、出血、穿孔、撕裂等并发症。嘱患者 4~6h 后进食糖盐水，若无呛咳，即可进食。

三、球囊扩张操作注意事项

1. 逐级连续反复扩张 在扩张过程中，应采用球囊直径逐级增大扩张的方式进行（图 2-2-1），即首先从较小直径的球囊开始，根据狭窄管径的大小和张力、患者疼痛耐受情况逐级增加球囊直径，时刻小心球囊直径增加过大引起食管瘘和消化道出血的可能。此外，也可以根据自己的临床经验，选用合适的球囊一次性扩张至理想的疗效。根据狭窄程度，首次球囊扩张可选用适当的球囊直径，如 8mm 球囊直径，如果该型球囊能轻易完成狭窄段扩张且患者无明显不适症状，可将球囊直径增加到 12mm、14mm、18mm、20mm，直至30mm。如果患者不能耐受扩张，或者经球囊导管扩张后食管狭窄仍存在、效果欠佳，则应停止球囊扩张，采用隔期反复再扩张或选用其他治疗方法。对于复杂性食管狭窄，常规扩张治疗的疗效较差，必须反复多次扩张或者食管支架置入才能缓解症状，但穿孔率及狭窄复发率也较高。

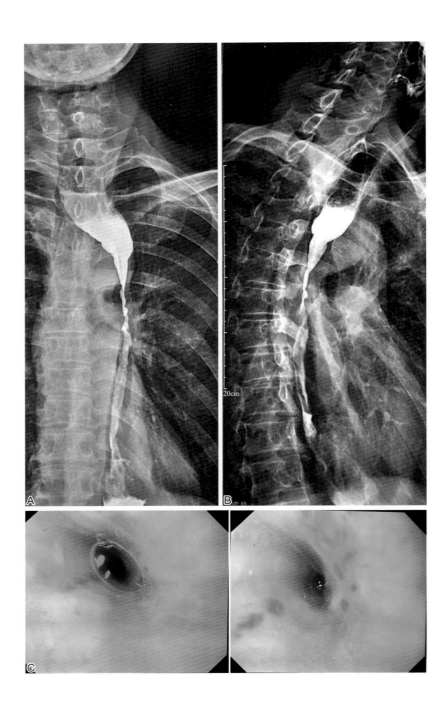

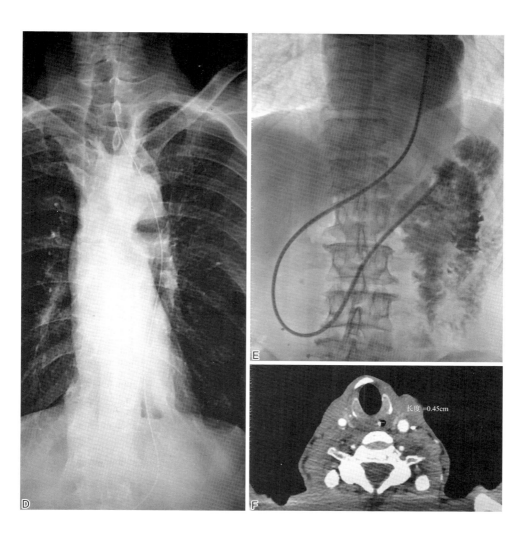

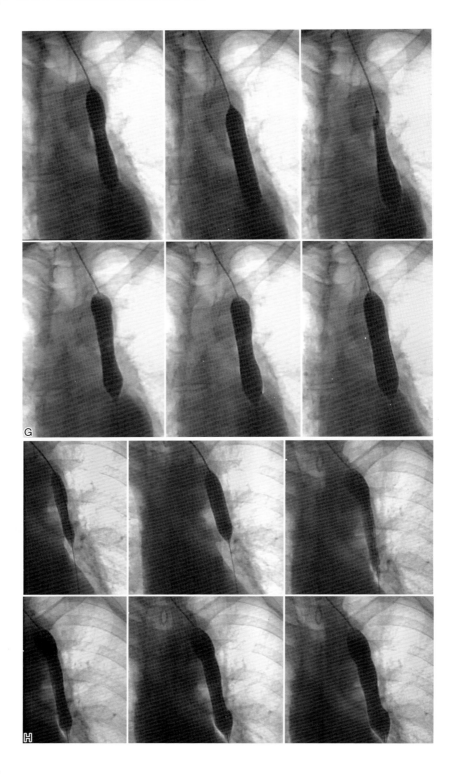

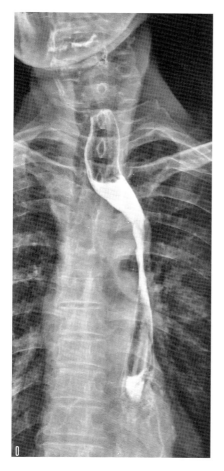

图 2-2-1　X 线引导下逐级球囊扩张术

A、B. 碘对比剂造影示术后吻合口重度狭窄，边缘光滑，考虑为良性瘢痕狭窄；C. 内镜示吻合口狭窄，镜身不能通过，咬检示炎性改变；D、E. 患者体质虚弱，先行给予鼻饲营养管置入快速补给营养，纠正电解质紊乱；F～H. 1 周后准备球囊扩张，首先通过 CT 了解吻合口周围血管解剖，除外局部异常的供血动脉，避免球囊扩张术大出血，然后在 X 线引导下球囊逐级扩张；I. 结束后再次造影可见吻合口较前通畅，对比剂通过顺利，患者吞咽困难缓解。

2．球囊直径选择个体化　目前球囊扩张的最佳目标直径还没有统一标准，大部分学者建议一般扩张至 13～15mm，但鉴于狭窄部位扩张后狭窄复发率高，为了确保达到管腔通畅疗效，有学者认为扩张到 16～20mm 为最佳目标直径，也有观点认为直径达到 20mm 效果最佳，并且并发症发生率可以接受。有研究表明，大多数患者的狭窄直径在球囊扩张术后可达 15mm，观察 4 个月无严重并发症，另外患者主观症状改善方面也有着较好的效果。

四、术后随访及疗效分析

观察所有术后患者围手术期情况，通常在介入手术治疗后 1 个月、3 个月、6 个月和 12 个月进行临床随访。所有患者术后 1 个月、3 个月行上消化道造影检查，每 6 个月行胃镜检查评估疗效，观察狭窄是否复发、有无并发症，确定是否再行球囊扩张治疗。

疗效分析的评价标准按吞咽困难程度分级，参照内镜 Stooler 分级法：无吞咽困难为 0 级；吞咽普通饮食困难为 1 级；吞咽半流质饮食困难为 2 级；吞咽流质饮食困难为 3 级；吞咽唾液困难为 4 级。

疗效评定：①治愈：吞咽困难症状消失，Stooler 分级提高 2 级（含 2 级）以上，或者胃镜及上消化道造影检查未见明显狭窄；②有效：吞咽困难明显改善，Stooler 分级提高 1 级；③无效：症状无缓解，Stooler 分级无改变。

球囊扩张会对食管环壁造成损伤，人体对损伤有自我修复功能，这种损伤修复过程可能会再次形成瘢痕组织，造成扩张处食管组织张力增大、弹性变差，出现再狭窄。术后 1 个月，再次评估患者狭窄直径，如有加重的趋势，同时再次出现主观吞咽困难的感受，提示球囊扩张维持长期疗效欠佳，患者需要再次或多次球囊扩张治疗。

五、并发症

球囊扩张治疗消化道良性狭窄是比较安全、有效的方法，并发症发生率低，主要包括疼痛、出血和穿孔。术前完善准备，并与患者、家属充分沟通，是减少和避免并发症的主要手段。

（艾　宁　王　冬）

第三节
消化道支架置入术

食管支架最早于 1885 年在临床应用，受到制作材料及工艺的制约，一直没有很好地临床推广。20 世纪 80 年代伴随金属支架问世，消化道支架得到了广泛临床应用。依据病变不同，狭窄部位置入相应的消化道支架，可有效实现消化管道的通畅，为传统治疗手段无法实现治疗的疾病开拓了新的治疗方法，其以操作简便、创伤小、见效快、并发症少等优点在临床实践中得到广泛认可。特别是近年来，随着肠内营养治疗理念的推广和应用，以及晚期肿瘤患者生活质量优先的原则，通过消化道支架简单、高效地构建肠内营养通路，实现经口进食，成为一种重要的方法。

一、消化道支架的特性及常见类型

（一）消化道支架特性

1. 良好的生物相容性，避免排斥反应的发生。
2. 可视性强，X 线下易观察，便于支架置入及了解其形态。
3. 具有良好的可塑性和柔韧性，容易置入到病变部位。
4. 支撑力强，有良好的几何稳定性和机械持久性。

（二）常见支架类型

消化道内支架按制作材料分为金属支架、塑胶支架和其他特殊生物材料支架，由于制作材料不同，支架的形态、结构、扩张动力亦不同。目前临床应用的支架多为金属支架。金属支架按作用机制，分为自扩式、球囊扩张式、热记忆式腔内支架；按表面是否有被膜，又分为带膜支架和非带膜支架；按置入时间，可分为暂时性和永久性支架（图 2-3-1）。

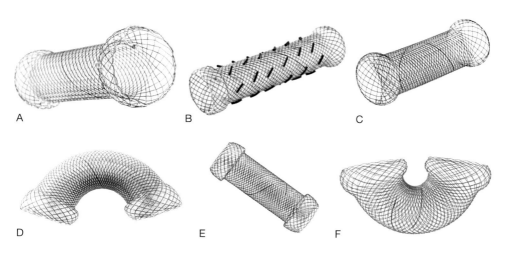

图 2-3-1　各种类型的消化道支架

A. 杯口球头食管支架；B. 食管放疗粒子支架；C. 十二指肠支架；D. 覆膜肠道支架；E. 结肠支架；F. 直肠支架。

二、消化道支架临床应用及其价值

1. 食管支架　食管良恶性病变所致的食管狭窄会使患者出现不同程度的吞咽困难，引起严重营养不良、呛咳、肺炎等并发症，降低患者生活质量，威胁患者的生命安全。采用内支架即刻恢复患者的吞咽、进食功能，进食流质、半流质，能有效缓解患者进食困难症状，从而大大提高患者的生活质量，延长生存期。

　　食管支架的适应证：①中晚期食管癌和贲门癌狭窄；②癌性食管 - 气管瘘；③食管癌术后吻合口肿瘤复发所致狭窄；④肺癌、纵隔肿瘤或转移性肿瘤压迫或侵犯食管；⑤反流性食管炎、食管化学烧伤后或术后吻合口瘢痕狭窄等良性食管狭窄。

　　因良性食管狭窄患者有相当长的生命寿限，支架一般不作为首选，即便使用，也必须十分慎重，通常短期达到一定目的后马上取出（图 2-3-2）。

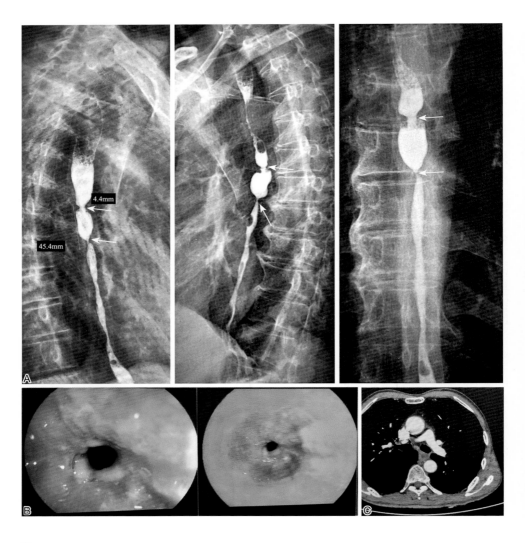

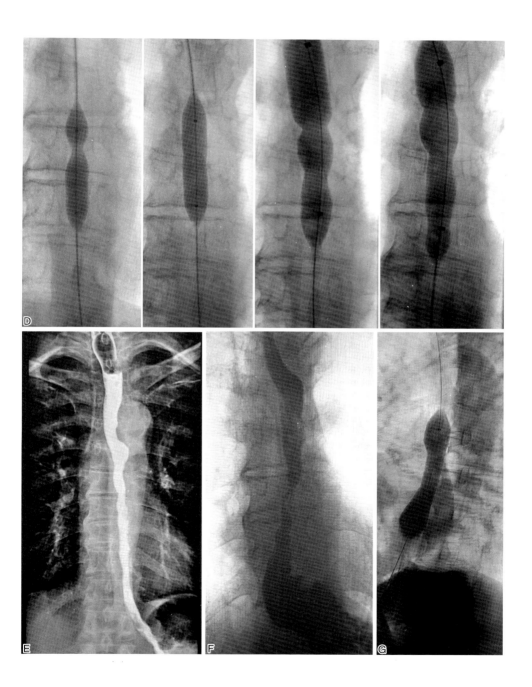

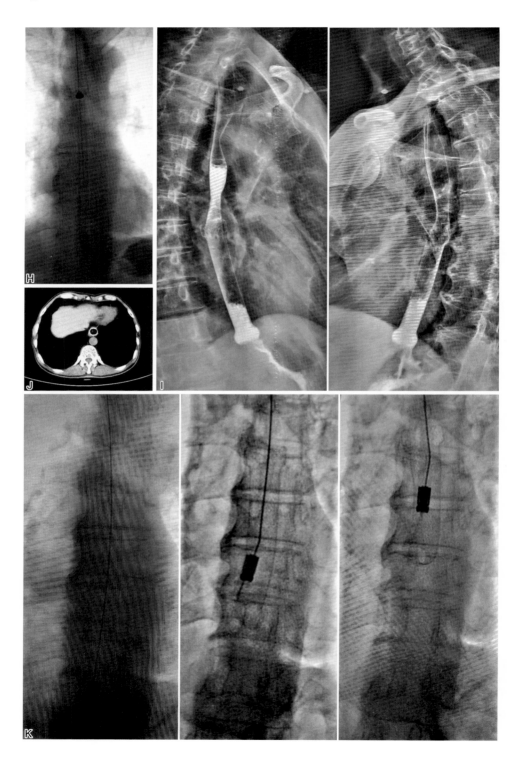

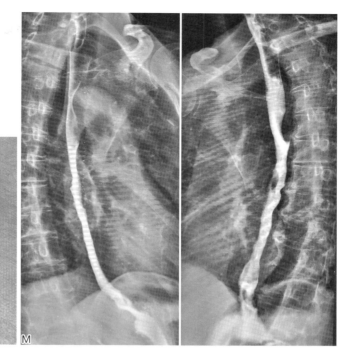

图 2-3-2 化学损伤瘢痕狭窄，食管支架置入术

A. 患者误食苛性钠（烧碱），造影检查显示食管管腔多段严重瘢痕狭窄（箭头），吞咽困难，生活质量极低；B. 内镜检查考虑为良性瘢痕狭窄；C. 胸部增强 CT 检查除外狭窄段周围异常大血管；D、E. 给予逐级球囊扩张，复查对比剂通过顺利，患者自觉吞咽困难症状明显好转；F、G. 1 个月后吞咽困难症状再次加重，造影示下段狭窄明显，后反复球囊扩张，即刻效果明显，但缓解时间很短；H～J. 患者要求行食管支架置入持续扩张狭窄段；K、L. 1 个月后取出支架；M. 复查造影示狭窄消失，对比剂通过顺畅，患者现进食良好。

　　对于因肿瘤已经发生转移或合并严重并发症等而失去手术机会的患者，食管支架置入主要目的是快速实现经口肠内营养通路，提高生活质量，起到姑息治疗的作用（图 2-3-3）。目前针对食管恶性狭窄所应用的支架主要包括覆膜自膨式金属支架、放射性支架和载药支架。研究报道，覆膜自膨式金属支架在解除食管恶性狭窄方面具有显著的效果，患者可以在接受完支架置入操作后获得即时效果。但这种支架只作为姑息性治疗起到机械支撑作用，对肿瘤治疗并无实际意义。放射性支架不仅具有机械支撑作用，本身携带的放射性粒子如 [125]I 具有持续的低剂量放射效能，其有效辐射半径为 1.7cm，持续的低剂量照射能明显减少肿瘤细胞的再增殖，有效地缓解吞咽困难，降低再狭窄的发生率，改善食管癌患者的生活质量，延长生存时间。由此可以预见，放射性食管支架将会成为临床上治疗中晚期食管肿瘤的重要手段之一。

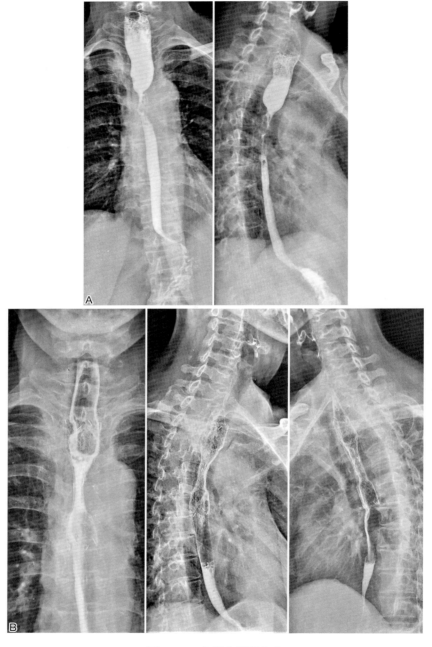

图 2-3-3　食管支架置入术

A. 患者进行性吞咽困难，造影检查显示中段管腔明显狭窄，黏膜破坏，诊断为食管癌；B. DSA 引导下行食管支架置入术，支架位置、扩张良好，术后患者可进流食、半流食，有效改善患者营养状况，提高了生活质量，继续相关治疗。

中晚期食管癌常继发食管穿孔和食管 - 气管瘘，尤其是食管 - 气管瘘，对患者生命威胁极大，常造成患者在短期内死亡。目前，临床上主要应用全覆膜或部分覆膜自膨式金属支架对食管穿孔和食管 - 气管瘘进行姑息性治疗，既保留了进食通路，提高患者生活质量，又有利于瘘口愈合。这种治疗方法已经替代了传统疗法，不仅避免传统的外科干预所造成的较大损伤，还规避以往手术后较高的并发症发生率和死亡率。全覆膜和部分覆膜自膨式金属支架已经常规性运用在治疗和缓解食管穿孔、食管 - 气管瘘和术后吻合口瘘等方面（图 2-3-4）。

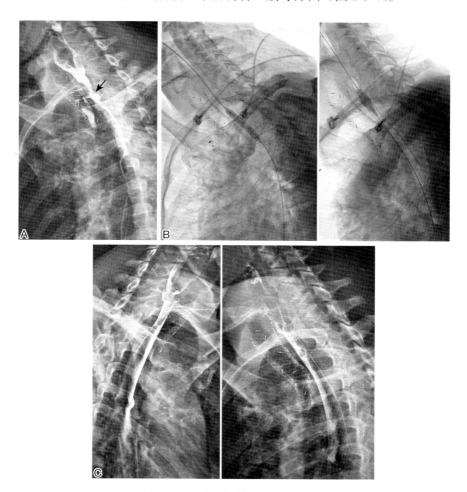

图 2-3-4　食管 - 气管瘘，支架置入术

A. 患者食管癌术后吻合口复发，气管受侵气管支架置入，后发生食管 - 气管瘘（箭头），患者间断发热，咳嗽，咳黄痰，不能进食；B. 在 DSA 引导下行局部球囊预扩张及食管覆膜支架置入术封堵瘘口；C. 后患者可经口进流食，给予营养及抗感染等相关治疗，患者一般状态及生活质量明显改善，继续接受相关治疗。

2．胃窦幽门及十二指肠支架　幽门、十二指肠恶性狭窄主要见于胃十二指肠晚期肿瘤、术后吻合口复发、胰腺及其周围脏器恶性肿瘤浸润或压迫，狭窄梗阻发生时多是肿瘤进展晚期，常失去根治性手术甚至姑息性胃肠改道引流术的可能，往往只能采取胃肠减压、静脉营养方法维持生命，患者因不能进食，病情日趋恶化，生活质量低下。如果经口放置内支架，就可以快速缓解梗阻症状，构建肠内营养通路，实现经口进食，明显提高生活质量，改善患者的营养状况，延长生存期（图 2-3-5）。胃窦幽门良性狭窄一般首选球囊扩张治疗。

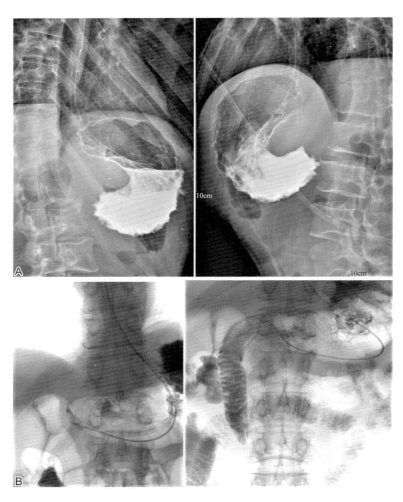

图 2-3-5　胃窦幽门梗阻支架置入术

A. 患者胃癌晚期，呕吐，不能进食，造影示胃窦幽门梗阻；B. 在 DSA 引导下行胃窦幽门支架置入术构建肠内营养通路，支架通畅，患者可进半流食及 ONS 治疗，生活质量明显提高，继续接受相关治疗。

3. 结直肠支架　结直肠癌狭窄的自扩式金属支架置入治疗已得到临床广泛认可，支架可用于不能手术的患者，亦可作为急性结直肠梗阻外科手术前的过渡治疗。特别是左侧大肠癌性梗阻患者，操作成功率高，支架置入术后梗阻症状可得到缓解或消除（图 2-3-6）。

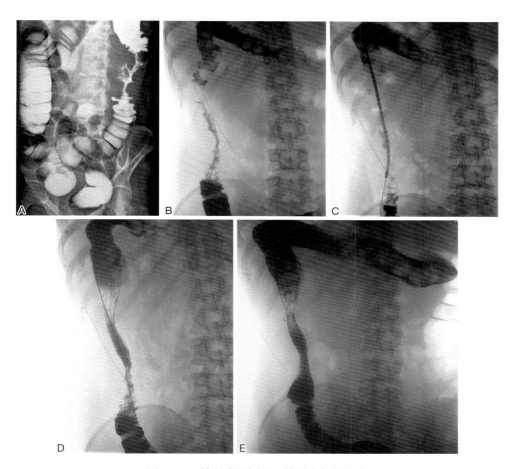

图 2-3-6　结肠癌肠梗阻，结肠支架置入术

A. 患者降结肠癌晚期并发肠梗阻，腹痛、腹胀明显，停止排气、排便 20 余天，结肠造影可见局限性狭窄段；B. 在 DSA 引导下，经肛导管与导丝配合通过狭窄段；C. 沿导丝送入结肠支架；D. 释放结肠支架，位置良好；E. 结肠支架扩张良好，对比剂通过顺利，术后患者恢复排气、排便，腹痛、腹胀症状缓解，经口可进易消化软食、半流食，实现经口肠内营养支持，生活质量改善，继续接受相关治疗。

适应证包括：①失去手术根治机会或无法耐受手术的晚期结直肠恶性肿瘤；②缓解急性梗阻，改二期手术为一期手术；③子宫癌、前列腺癌及其他盆腔占位无法手术切除，肿块压迫肠腔，或经放射治疗后的放射性肠炎引起梗阻者；④大肠癌合并肠瘘；⑤拒绝肠造口，同意或要求支架治疗者。

肠道支架置入术的目的是快速构建肠内营养通路，实现经口进食，恢复人体正常的生理需求，提高生活质量。因此，应定期复查体重、体重指数（body mass index，BMI）、血白蛋白等指标以判断患者的营养状况，个性化制定营养方案及治疗方案，有效避免患者营养不良的发生。

三、并发症及其防治

消化道支架置入术微创、高效，但其并发症也不容忽视。常见的并发症包括：

1. 支架阻塞　造成支架阻塞的近期常见原因多为食物、胆泥、粪块等异物阻塞支架，远期原因多为肿瘤生长或肉芽组织增生引起再狭窄。目前临床上多采用覆膜支架解决肿瘤向支架内生长的问题。对于食物引起的消化道支架阻塞，通过胃镜或介入手段可轻易取出食物。对于肿瘤组织或肉芽组织生长引起的支架再狭窄，可再次套入支架，或尝试采用电灼或激光治疗。

2. 支架滑脱或移位　支架的滑脱或移位多与支架本身、病情变化有关。不同类型的支架移位发生率不同，覆膜支架高于裸支架，塑料支架高于金属支架。如果支架移位不大，可再次重叠放置或适度调整。支架移位脱落，一般无特殊不适症状，可尝试通过介入手段或内镜取出支架，极少数患者通过开腹取出支架。

3. 消化道穿孔　与病变狭窄的程度、操作有关。把握好术前适应证，选择适宜的器械，避免粗暴操作，可以预防和减少穿孔的发生。穿孔后根据严重程度，可给予急诊手术处理，也可以严密观察进行保守治疗。

4. 出血　出血是支架置入后的常见并发症，主要由输送器械损伤消化道黏膜、肿瘤组织表面坏死所致，出血量较少，一般对症治疗后均可好转。如果毗邻大血管受侵破裂出血，往往病情凶险，难以抢救。因此，术前消化道造影、增强 CT 等影像学资料评估非常重要。

5. 其他　其他原因包括发热、疼痛及消化液反流等，一般给予对症治疗即可。但是在用药之前一定要小心鉴别，排除可能合并的严重并发症，比如疼痛要除外肠穿孔、动脉血栓，发热要警惕瘘形成、肺感染等。

四、应用前景

近 20 年来，消化道支架以其高效、并发症少、操作简便、微创等独特优势得到临床广泛应用，对快速恢复自体生理肠内营养通道具有重要价值。相信在人们追求生活质量优先的理念下，肠道支架的应用一定会具有更加广阔的前景。

（杨　凯　张　松）

— 第四节 —

X 线引导下经皮胃造口术

一、概述

各种原因引起的吞咽困难患者常合并严重营养不良，部分患者因长期无法进食导致出现恶病质，甚至死亡。传统的肠外营养周期长、并发症多、费用高，往往无法满足患者机体的需要，而此类患者的胃肠功能通常是正常的，因此应积极首选肠内营养。近年来，由于肠道支架置入技术操作方便、疗效好而得到了广泛使用，但是对于颈段食管病变、溃疡型食管癌、纵隔瘘、疼痛、吞咽功能异常者等存在支架治疗禁忌。而鼻胃管置入和胃造口术不受病变本身的限制，直接起到胃肠内营养的作用，其中胃造口管的管理方便，患者可带管出院并可长期肠内营养。X 线引导下经皮胃造口术自 1981 年 Preshaw 等首次报道以来，已经逐渐取代其他传统胃造口方法，成为一种安全、高效的肠内营养通路构建技术。

二、定义

X 线引导下经皮胃造口术（PRG）指在 X 线设备引导下，利用胃壁固定器、穿刺针等介入器材，经皮穿刺胃腔放置胃造口管，进而行肠内营养的一种技术。相对于经皮内镜胃造口术（PEG），PRG 具有操作方便、安全、舒适、适应证更宽的特点。

三、适应证

胃肠道功能正常，不能经口进食时间 4 周以上者。
具体包括下列几类。
1. 中枢神经系统损伤如脑卒中、脑外伤、植物人状态等引起的吞咽困难。
2. 头颈部、食管肿瘤放疗或手术前后不能进食者。

3．呼吸功能障碍做气管切开者。

4．食管穿孔、食管吻合口瘘者。

5．腹部手术后胃瘫综合征、胃肠道蠕动功能减弱者。

6．重症胰腺炎、胰腺囊肿、胃排空障碍者等。

四、禁忌证和相对禁忌证

1．严重凝血功能障碍。

2．胃壁静脉曲张。

3．广泛腹腔肿瘤转移、腹水。

4．急腹症。

5．腹膜透析。

6．无合适穿刺入路。

7．无胃或胃次全切除术后。

五、X 线引导下经皮胃造口术的优点及特点

1．与传统手术造口相比，创伤小、操作简单、并发症少、疗效好。

2．PRG 与 PEG 相比，手术并发症发生率更低，适应证更宽。

3．与胃肠外静脉营养相比，可避免因静脉营养所致静脉炎、输液反应、电解质紊乱、肝肾功能损伤等并发症，且费用低。

4．与经鼻营养管置入相比，减少鼻饲管长期咽部、食管刺激造成的炎症，减少反流性食管炎及吸入性肺炎等并发症。

5．胃造口管体外端位于腹部，减少了在外观和心理上鼻胃管给患者带来的不适，更适合长期肠内营养，患者耐受性好，大大提高了患者的生活质量。

6．胃造口管相对较粗，不易引起管腔堵塞，食糜注入更方便，留管时间较长。

7．胃造口管头端有含水球囊，不易发生造口管脱出、移位等并发症。

8．与鼻肠营养管置入相比，更好维持正常的胃黏膜分泌及屏障功能，促使胃肠道激素分泌，促进胃肠蠕动功能恢复，促进患者康复。

9．PRG 显著降低危重患者的肺部并发症发生率及病死率。

六、X 线引导下经皮胃造口术的术前准备

1．胃造口套件　胃壁固定器、缝线、PS 穿刺针和胃造口管等（图 2-4-1）。

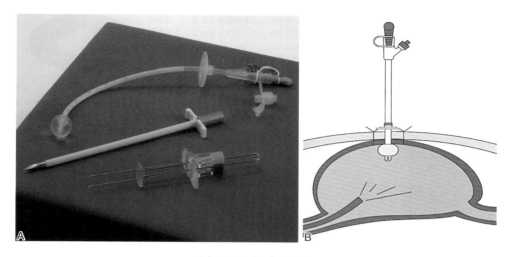

图 2-4-1 胃造口套件

A. 从上至下依次为腹部固定器、PS 穿刺针、造口管；B. 造口示意图。

2. 辅助性器械 导管、导丝、注射器等。

3. 药品 利多卡因、山莨菪碱（654-2）、对比剂、相关抢救用药品及器械等。

七、操作步骤

1. 术前准备 禁食、水，口腔清洁，并注意患者的凝血功能状态。

2. 影像学资料评估 行消化道造影（图 2-4-2A）、CT 检查，重点判断胃腔形态及胃肠功能情况，预估穿刺胃腔部位及造口后的功能疗效。

3. 选择腹壁穿刺点并做皮肤消毒 一般结合正侧位 X 线透视下胃腔位置（图 2-4-2B、C），选择合适的穿刺入路，常规消毒穿刺点及其周围皮肤并铺无菌巾。

4. 经鼻向胃内引入导丝与导管，注入空气充分扩张胃腔，使胃前壁紧贴腹壁。结合 X 线透视选择穿刺点，避开肝、横结肠、小肠等其他脏器。经穿刺点对腹壁各层行局部麻醉。

5. X 线透视引导下用胃壁固定器穿刺胃腔，成功后打开网篮，退出黄色针芯并引入缝线，抓捕缝线并引出体外，结扎固定胃前壁与腹壁（图 2-4-2D、E）。

6. 侧位 X 线透视下经穿刺点应用 PS 穿刺针穿刺胃腔（图 2-4-2F），撤出 PS 穿刺针，经套管引入造口管（图 2-4-2G）。注入对比剂，明确造口管位于胃腔（图 2-4-2H、I）。

7. 用注射用水适量（约 2.5ml）充盈水囊，外拉造口管使水囊紧贴胃体前壁，适度调整固定板与腹壁间距，瘘口无菌敷料包扎（图 2-4-2J）。

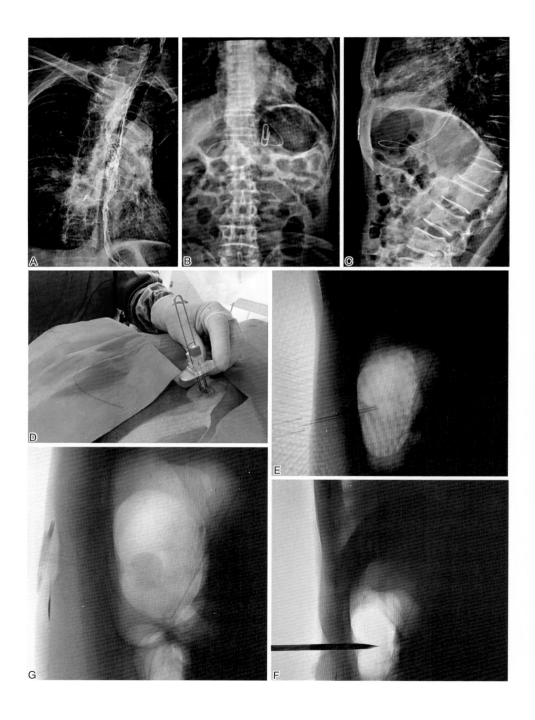

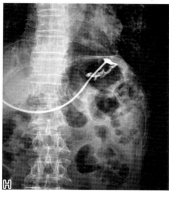
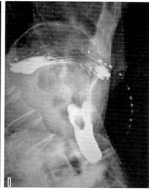
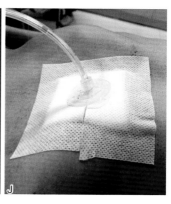

图 2-4-2　X 线引导下经皮胃造口术

A. 消化道造影示食管 - 气管瘘；B、C. 正侧位 X 线透视下定位；D、E. X 线透视引导下胃壁固定器穿刺固定腹壁和胃壁；F. 侧位 X 线引导下 PS 穿刺针穿刺；G. 造口管置入，水囊注水；H、I. 经造口管造影检查示管头位置及评估胃肠功能；J. 敷料体表局部包扎。

八、术后注意事项

1. 术后 24h 内禁食，给予 5% 葡萄糖溶液 500ml 分次注入，使胃肠逐渐适应食物，避免胃肠功能紊乱而出现腹泻、腹胀。

2. 24 ~ 36h 后逐渐给予易消化低脂流食及适量肠内营养液。管饲制剂、管饲速度及管饲量应个体化。

3. 术后必须记录胃造口管置入深度，便于日后的护理和及时发现造口管移位、滑脱的可能。造口管过紧将影响局部皮肤或胃壁的血液循环，有造成局部组织坏死的危险；过松则有发生胃内容物沿造口管边外渗而引发穿刺部位感染的机会。因此，应保持固定板与腹壁合适的松紧度，以避免可能出现的并发症。

4. 每日清洁造口管周围皮肤，用清水冲洗造口管以保持清洁与通畅。连续输注营养液时可每 8 ~ 12h 常规冲洗一次，每次管饲前、后清水冲洗一次，使用不同管饲制剂交替输注时先冲洗一次。

5. 胃造口管可根据具体情况 3 ~ 6 个月更换，一般可拔除原造口管后，从原部位更换造口管。如发现造口管向胃腔内滑脱，应按所记录的刻度牵拉复位胃造口管，必要时于 X 线透视下进行复位处理。

6. 拔管前要抽尽水囊，防止损伤造口。拔除胃造口管后，伤口可用凡士林纱布压迫，外盖纱布，胶布固定即可，大多无须特别处理。拔除胃造口管后第一天暂不进食，第二天从少量清流质饮食开始，逐渐过渡到正常饮食并逐渐增加进食的量，防止过早的过量进食而影响造口的愈合。

九、出院后日常护理

与传统的鼻胃管或鼻肠管相比，PRG 有减少胃食管反流、减少鼻咽部不适、维持患者仪表与自尊以及操作护理方便的优点，明显提高了生活质量；与 PEG 相比，PRG 更加简便、高效、安全，并发症发生率更低，适应证更宽。PRG 日常护理内容详见第四章。

（郝晓光　杨　光）

—第五节—
肠梗阻导管置入术

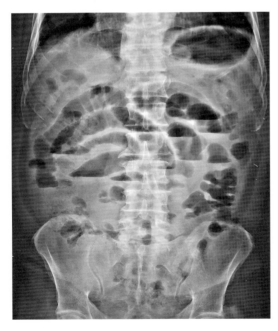

图 2-5-1　肠梗阻立位腹部 X 线片

肠管明显扩张、积气，可见阶梯状排列、大小不一的气液平面形成。

肠梗阻是临床上常见的消化系统急腹症或并发症，表现为各种原因导致的肠道内容物存在通过障碍。机械性堵塞、肠道肌肉功能失调、肠血管血液循环障碍是导致肠梗阻的主要原因。参照中华医学会编著的《临床诊疗指南——外科学分册》，肠梗阻的临床症状主要有腹痛、腹胀，伴有呕吐，肛门停止排气、排便，查体可见腹部膨隆，存在肠型或胃肠型，肠鸣音大多亢进，听诊时有气过水声或金属音。腹部 X 线片（图 2-5-1）或 CT 检查（图 2-5-2）显示小肠或结肠明显扩张，可见阶梯状排列、大小不一的气液平面形成。

肠梗阻的病理生理主要是患者肠管堵塞或蠕动减慢，造成食物通过肠道困难，时间延长，进而肠壁明显扩张，随病情进展患者肠黏膜缺血和缺氧，严重时会导致肠坏死或者消化道穿孔，甚至会引起脓毒症休克进而死亡。

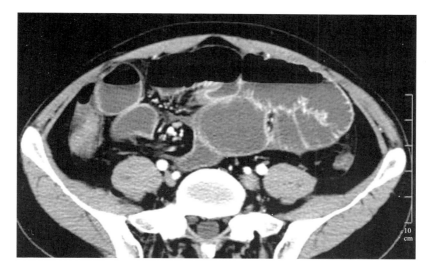

图 2-5-2　肠梗阻腹部 CT 表现

可见肠管扩张、积气及气液平面。

肠梗阻病情有时紧急，预后较差，严重时还会危及患者的生命。减少胃肠液分泌，降低肠腔内压力，减少梗阻肠管内液体和气体积聚，是临床治疗肠梗阻的重中之重。

造成肠梗阻的主要原因有肠粘连、肿瘤、嵌顿性疝、肠套叠和肠扭转等。术后粘连性肠梗阻最为多见，其次是肿瘤造成的肠梗阻（图 2-5-3）。在术后粘连导致的肠梗阻病例中，80% 以上为单纯性肠梗阻，因此治疗的关键在于通过积极引流肠内容物以达到降低肠腔内压力的目的，同时抑制胃肠液分泌、减少肠内容物，阻断肠梗阻发生后的恶性后果。

肠梗阻的治疗包括非手术治疗和手术治疗，治疗方法主要是根据肠梗阻的原因、性质、部位以及全身情况和病情严重程度而定。在治疗单纯性

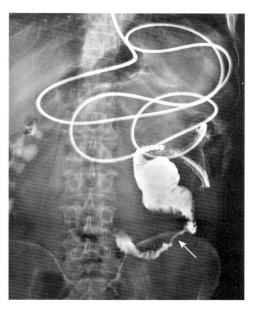

图 2-5-3　肿瘤所致肠梗阻

置入肠梗阻导管，减压后梗阻症状缓解，经肠梗阻导管造影显示病变部位（箭头），可见肠管管壁黏膜破坏，管腔局部狭窄、梗阻，近端肠管扩张。

肠梗阻时，大多患者首选胃肠减压，以往最常用的是胃管，但是受长度和位置的限制，鼻胃管无法对肠内容物进行直接、充分的吸引。20世纪80年代末，国外学者首次报道采用长导管进行胃肠减压，取得了良好的效果。2003年日本学者首次报道了在内镜直视下采用肠梗阻导管进行胃肠减压，其对于不完全性小肠梗阻的治疗有效率高达85%。

一、肠梗阻导管常用的置管方法

早期肠梗阻导管主要是在内镜引导下置入，随着介入技术的引入，特别是DSA引导下置管，目前大部分肠梗阻导管置入均采用介入技术引导下置管的方法。

（一）X线引导下置管法

X线引导下经鼻肠梗阻导管置入术采用的是导丝引导置管技术，置管成功率高，安全、舒适，可以将导管头端送入十二指肠悬韧带远侧很深的空肠部位，能够迅速改善肠梗阻症状，降低肠腔内压力，这种方式疗效显著、费用低廉。另外，透视下置管可以直观了解肠梗阻情况和肠道蠕动功能，评估引流疗效。

具体操作：

1. DSA引导下经鼻在125cm MPA导管（5Fr）及150cm或180cm超滑导丝（0.035in）配合下，将MPA管过幽门送入患者十二指肠水平段以远位置。

2. 通过MPA导管交换送入260cm超滑加硬导丝，使导丝送过十二指肠悬韧带更远端的小肠内，从而便于后期送入肠梗阻导管。

3. 置入0.045in肠梗阻导管配套导丝，头端不露出以起到支撑导管作用。

4. 将260cm导丝尾端经肠梗阻导管的侧孔导出，即侧孔交换技术（图2-5-4）。

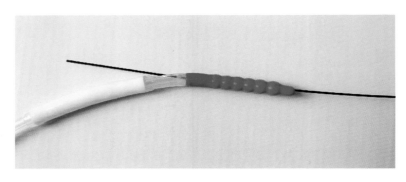

图 2-5-4　导丝与导管侧孔交换技术

5. 肠梗阻导管头端涂抹润滑剂，沿导丝轻松送入肠梗阻导管。

6. 头端到位置后，前球囊注入灭菌蒸馏水约12ml，导管末端接负压吸引器。

7. 导管在耳垂及鼻翼处固定、做好标记，观察导管进入鼻腔情况。

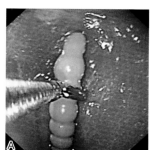

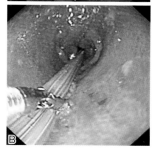

图 2-5-5　内镜引导下置入肠梗阻导管

（二）胃镜下置管法

目前，内镜下插入法由于烦琐、舒适度差、适应证窄已鲜有应用，主要适用于 X 线透视下体位不配合、插入困难或腹腔做过手术者。经口插入胃镜，边进镜边吸引食管、胃内滞留液，在胃镜引导下将肠梗阻导管经鼻—食管—胃置于空肠上段，置管尽可能远（图2-5-5），充好水囊，置管后需要到放射科拍摄立位腹部 X 线片，明确导管进入小肠预定位置后，于耳垂及鼻翼处固定，做好标记。

（三）术中置管法

这种方法主要适用于肠梗阻手术完成肠粘连松解后，为预防术后小肠再次发生粘连性梗阻者。在肠梗阻手术中（图 2-5-6），将肠梗阻导管置入小肠肠管，行肠排列术，使粘连保持在一个不易梗阻的固定位置上，从而达到预防二次粘连性肠梗阻的发生。

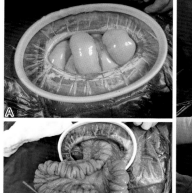

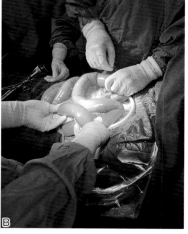

图 2-5-6　术中置入肠梗阻导管减压

A. 明显胀大的肠袢；
B. 术中放置肠梗阻套件后进行肠管减压；
C. 肠管减压后情况。

二、肠梗阻导管置入术的诊疗流程

　　确诊为肠梗阻的患者均应给予禁食水、抑酸、补液、维持水电解质平衡与酸碱平衡、静脉营养及抗感染等相关综合治疗。明确相应介入治疗适应证后，可行经鼻肠梗阻导管置入，后密切观察患者有无腹痛、腹胀及肛门排气、排便情况，监测肠梗阻导管负压引流量、腹围变化情况。置管后隔天复查立位腹部 X 线片观察导管头端位置（图 2-5-7），定期化验血常规、肝肾功能、电解质水平，严密观察生命体征及胸腹部体征，观察期间如发生肠绞窄、肠穿孔、休克等，立即行相应手术处理。在患者肠梗阻症状缓解后，经肠梗阻导管注入肠内营养液，可精确计算出入量，改善营养，有效改善患者水电解质紊乱，防止休克，促进肠道恢复功能，为继续治疗和下一步手术提供良好支持。

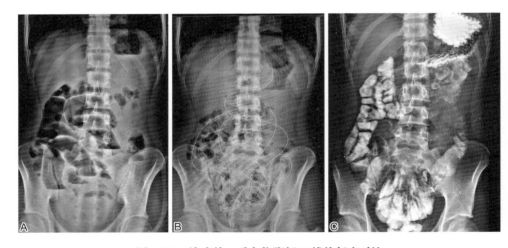

图 2-5-7　治疗前、后立位腹部 X 线片复查对比

A. 肠梗阻立位腹部 X 线片；B. 肠梗阻导管置入；C. 肠梗阻导管置入后 3 天，梗阻症状缓解，肠管内气液平面消失。

　　经肛型肠梗阻导管（图 2-5-8）一方面起到了快速引流作用，迅速减轻患者腹痛、腹胀体征，对患者肠壁水肿起到了减轻作用；另一方面有利于计算引流量，医生可以根据情况计算补液量，维持患者体内酸碱平衡状态。在使用经肛型肠梗阻导管时要防止阻塞，需要进行间断冲洗，遵循"量出为入"的基本原则，必要时可以开展间断的负压吸引，冲洗的时间可以延长，有利于提升临床治疗效果。

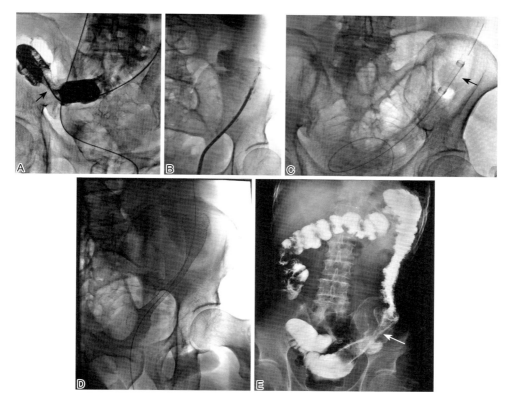

图 2-5-8 经肛型肠梗阻导管

A. 乙状结肠癌狭窄，透视引导下经肛导管与导丝配合，通过狭窄段（箭头）；B. 沿导丝置入经肛型肠梗阻导管，过狭窄段，进入扩张的降结肠，可见球囊标示；C. 前球囊内注入无菌蒸馏水，造影明确管头位置（箭头）；D. 1周后肠梗阻缓解，考虑无手术机会，后给予结肠支架置入，支架位置、扩张良好；E. 行下消化道造影可见支架通畅（箭头），结肠显影良好。

三、肠梗阻导管的优势

受胃管长度限制，传统的胃管减压对低位梗阻治疗效果不佳，随着肠梗阻导管的广泛应用，其治疗肠梗阻的优势凸显，其主要原因来自肠梗阻导管的独特构造（图 2-5-9）：长度更长，达 300cm；内径更粗，达 18Fr；配备有 350cm 的 1.24mm 直径导丝。导管由三腔二囊（前气囊、后气囊）组成，主要由主腔吸引管、球囊和球囊注水管构成，其中一个重要构造就是前端导向头，它是含 45% 硫酸钡的念珠状，可以在 X 线下清晰显影，同时该结构富有柔软性，容易通过肠腔的弯曲处。前导子的后方及前端气囊后方管身上设置了多个吸引侧孔。

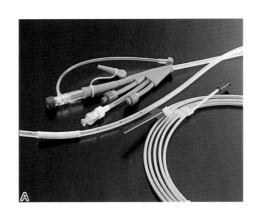

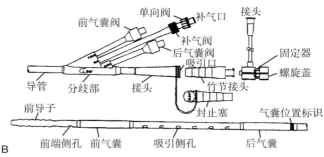

图 2-5-9　肠梗阻导管的主要构造

A. 肠梗阻导管实物图；B. 肠梗阻导管示意图。

　　肠梗阻导管可通过自身肠管蠕动直接到达梗阻部位，相比于普通胃肠减压，可对梗阻以上所有肠液进行减压引流，从而达到更加充分的减压以及直接有效引流的目的，有效地缓解了腹痛、腹胀等相关临床症状。在治疗反复发作的粘连性肠梗阻时，肠梗阻导管可使腹腔内肠管重新排列，肠梗阻导管因为具有一定的韧性，所以可使肠管自然排列，避免肠管折叠，进而有效地避免了梗阻的再发。

　　由于导管长度相对较长，亲水性佳，故导管头在前水囊重力作用及肠蠕动的引导下向梗阻部位不断推进，在前进的过程中，导管前端的侧孔起到了持续引流的作用。肠管内压力在肠内容物相对快速减少的情况下迅速降低，使其肠壁水肿消失、血运大大改善，部分患者肠梗阻解除。对于梗阻不能解除的患者，可以进一步通过肠梗阻导管行肠管造影检查，明确梗阻部位、狭窄程度及是单段梗阻还是多段梗阻，在恶性肿瘤导致的肠梗阻的治疗中发挥了重要作用。腹部或盆腔肿瘤引起的梗阻，常需要手术治疗解除，肠梗阻导管常用于术前有效清除肠内容物，缓解腹痛及腹胀的症状，消除水肿，为常规术前准备及手术提供良好条件，对手术操作有利，大大减轻患者痛苦，减少造口比例，提高患者生活质量。但肠梗阻导管对于绞窄性肠梗阻、麻痹性肠梗阻、血运性肠梗阻应用效果欠佳。

四、肠梗阻导管置入术临床治疗效果评价指标

临床疗效评价指标主要包括：腹胀、腹痛消失时间；呕吐停止时间；肛门排气时间；24h腹围比值；每日消化液引流量等。

具体评效指标：①腹痛、腹胀等症状的缓解情况，肠鸣音变化情况，排气、进食、拔管时间；②胃肠减压量；③腹围缩小的程度（以置管减压前腹围为100%，置管后腹围与之对比）；④腹腔内压力；⑤导管的移行情况；⑥立卧位腹部X线片：观察气液平面数量及肠管的扩张程度。

其中，肠梗阻导管的移行情况和胃肠引流量是疗效判定的最主要指标。插管成功后，胃肠减压量明显增多，有时可达到2 000～3 000ml/d，随着胃肠蠕动，肠梗阻导管向远端移行，患者可自觉腹痛、腹胀症状减轻，逐渐恢复排气，说明导管治疗有效。治疗过程中还需严密观察腹部体征和全身情况，警惕绞窄性肠梗阻、肠坏死、肠穿孔的可能。同时，稳定水电解质平衡、酸碱平衡，加强抗炎及营养支持，积极治疗原发病。

综上所述，肠梗阻导管治疗肠梗阻效果显著，能明显改善患者临床症状，改善治疗及预后效果，值得临床广泛应用。

（杨东强　武丹娜）

第六节
消化道造影检查技术

消化道造影检查是用来诊断消化系统疾病的一种医学检查手段。由于X线下空腔脏器缺乏自然对比，故人为地引入（口服或注入）高密度对比剂（硫酸钡或碘对比剂等）使管腔显影，从而发现和诊断疾病（图2-6-1）。因其安全、无害、适应证范围广、操作简便及诊断率高，一直被广泛应用于临床。

近些年来，由于内镜、CT技术的快速发展，消化道造影检查在临床上的应用受到一定的影响，究其原因主要是消化道造影检查对微小病变和肠腔外情况的显示和诊断存在相对缺陷。但是笔者认为消化道造影检查具有本身的优越性，其中一项更为重要的诊断价值，多年来未被临床医师和患者广泛认可和给予足够重

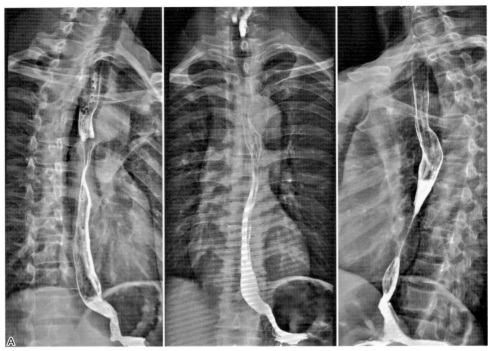

左前斜位 正位 右前斜位

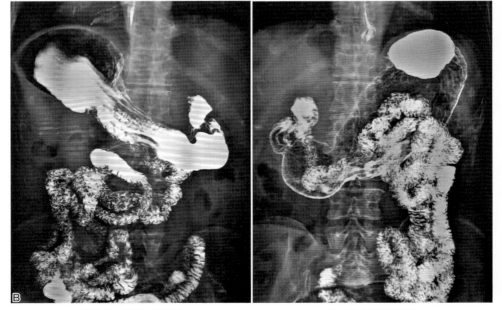

胃及十二指肠（球部） 胃、十二指肠及空肠

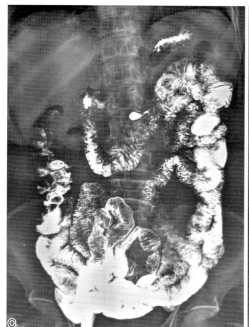

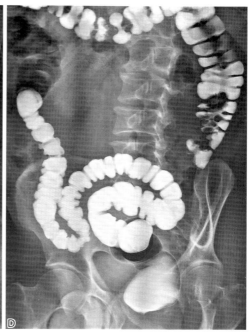

图 2-6-1　正常消化道造影表现

A. 食管造影；B. 胃及十二指肠造影；C. 小肠造影（空肠及回肠）；D. 结肠造影。

视，那就是胃肠道功能性异常诊断，也就是说造影检查除了显示形态学改变外，还可以在透视下动态观察胃肠道的蠕动功能及分泌功能（图 2-6-2）。很多时候，人们过多关注于胃肠道器质性病变，如肿瘤、溃疡、息肉、胃炎、狭窄梗阻等，而忽略胃肠道非器质性病变的存在即功能异常改变，如术后胃瘫综合征、幽门痉挛、胃肠蠕动减弱及亢进、胃肠分泌及吸收异常、胃扩张、肠麻痹等。

　　内镜、CT 检查看不到胃肠的蠕动，未发现器质性病变即诊断正常，可患者不能进食、腹胀、消瘦的症状一直存在，你能说他的胃肠真的没有问题吗？营养不良患者，由于长期营养消耗及不能正常进食，营养不良造成胃肠道本身的蠕动推力功能、分泌功能及消化吸收功能减低，此时，一味给予动力药，将进一步加重肠道能量消耗，进食将更加困难，恶性循环。对于肠道多点、多段狭窄梗阻患者（图 2-6-3），术前未做充分的肠道功能预判，就进行鼻饲营养管置入、肠梗阻导管置入、支架置入或胃造口干预，即使食物输送入肠道，由于其不能向前蠕动使食物被吸收，该技术也将毫无意义。因此笔者认为，消化道造影检查、功能性预判必须作为胃肠道疾病诊断和治疗前评估的必要检查之一，肠内营养与肠外营养合理、适时的配合应用必将为患者带来巨大裨益。

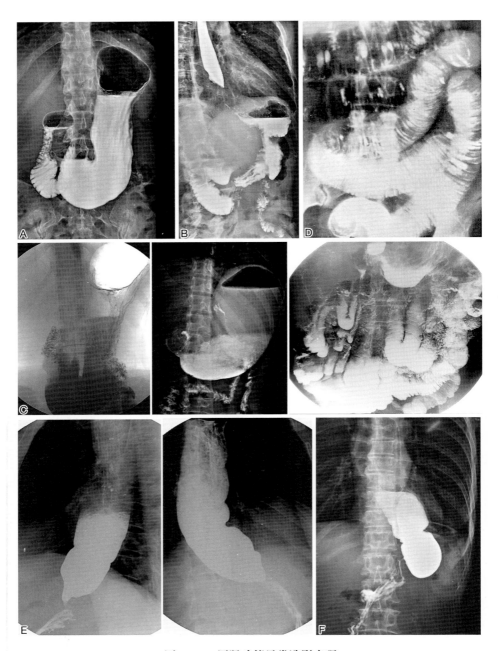

图 2-6-2 胃肠功能异常造影表现

A. 胃蠕动减慢：胃动力减弱，张力减低；B. 十二指肠逆蠕动：动态表现为十二指肠内对比剂呈钟摆样来回进出，不能进入远侧空肠；C. 胃肠分泌亢进：胃肠内可见大量滞留液；D. 肠麻痹：小肠扩张呈弹簧状，蠕动消失；E. 贲门痉挛：贲门狭窄呈"鸟嘴"样，近端食管扩张；F. 幽门痉挛：幽门梗阻，胃内大量滞留物。

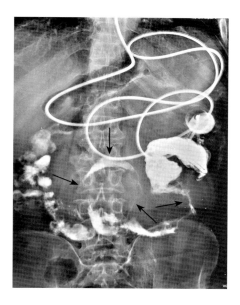

图 2-6-3 肠梗阻，造影示多点、多段狭窄
经肠梗阻导管造影可见多点、多部位狭窄和梗阻
（箭头）。

通过消化道造影检查我们可以发现患者不能进食的直接原因，是器质性病变肠管狭窄（图 2-6-4），还是功能性病变胃肠蠕动功能不良，同时还可以协助下一步的治疗，为鼻饲、造口、支架及置管做好解剖上的准备和可行性评估。笔者认为造影检查本身就是一项重要的介入技术。

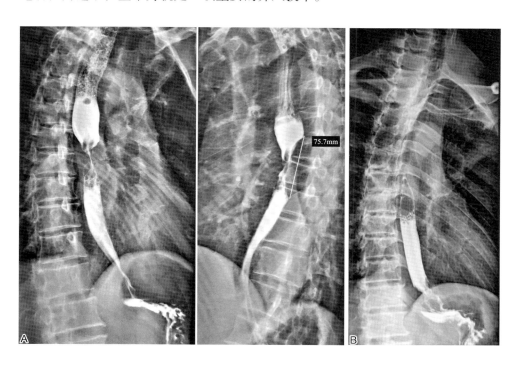

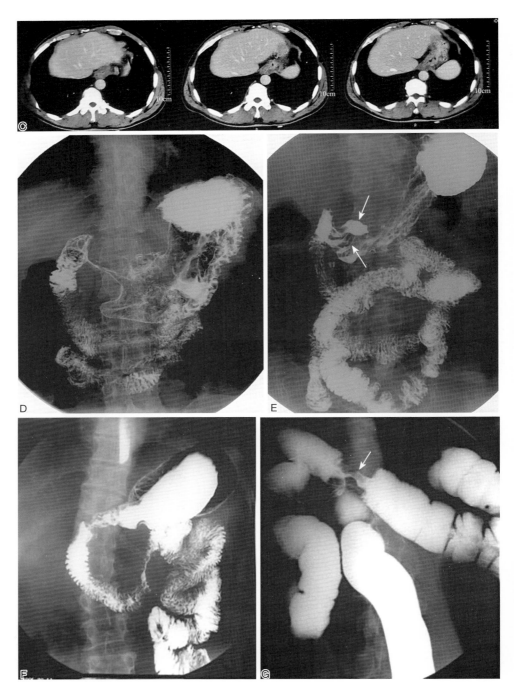

图 2-6-4　胃肠道常见恶性肿瘤造影表现

A. 食管癌；B、C. 贲门癌；D. 胃窦癌；E. 胃溃疡（箭头）；F. 十二指肠癌；G. 结肠癌（箭头）。

消化道造影检查作为一项重要的提供直观解剖资料和判断胃肠道功能的诊治技术，在肠内营养通路构建中的价值巨大，主要体现在以下三点：①结合临床资料，再次明确病变和了解目前状况。②显示病变区域直观的大体解剖；结合外科手术史明确吻合口出入袢（图 2-6-5），明确吻合口狭窄程度；排除肠管多点、多段狭窄梗阻；评估肠内营养通路构建可行性。③判断胃肠道蠕动功能情况，特别是吻合口远端侧肠管功能情况；预估肠内营养通路构建后的远期价值。

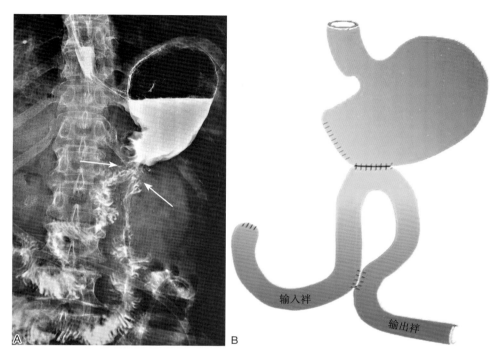

图 2-6-5　吻合口出入袢

A. 造影可见残胃小肠毕Ⅱ术式，吻合口通畅，出入袢显示良好，对比剂通过顺利；B. 吻合口出入袢示意图。

社会在进步，医学在发展，非器质性的功能性疾病正逐渐进入大众的视野，引起我们的重视，更多的临床症状需要从多角度去考虑，判断胃肠道功能性异常的检查手段——消化道造影检查必将受到大家的重视，也必将发挥其重要的临床价值。

（杨　光　李亚男　殷风华）

参考文献

[1] 钟伟斌. 经鼻型肠梗阻导管治疗急性肠梗阻的临床疗效研究[J]. 中国实用医药, 2015 （20）: 7-8.

[2] 陈颖, 刘玮. 经腹置入肠梗阻导管联合肠内营养对黏连性肠梗阻的效果观察[J]. 实用 临床医药杂志, 2016, 20（2）: 63-65, 69.

[3] 张晓征, 桑畅野. 经鼻型肠梗阻导管在急性肠梗阻治疗中的应用研究[J]. 中国普外基 础与临床杂志, 2016, 23（12）: 1506-1509.

[4] 田春江, 李国华. 经鼻型肠梗阻导管应用进展[J]. 中国中西医结合外科杂志, 2014 （5）: 571-573.

[5] 黄敏. 经鼻肠梗阻导管治疗急性单纯性小肠梗阻的应用[J]. 浙江医学教育, 2015（4）: 32-33, 3.

[6] 张玉柱, 夏洪兵, 丁冠军, 等. 肠梗阻导管在小肠排列术中的应用[J]. 中华胃肠外科 杂志, 2013, 16（11）: 1114-1115.

[7] 陈林昊, 林达佳, 黄良祥. 肠梗阻导管在左半结肠癌及直肠癌治疗中的应用[J]. 中华 胃肠外科杂志, 2013, 16（11）: 1113-1114.

[8] 方世明, 李海利, 林青, 等. X线引导下鼻-肠梗阻导管插入引流治疗不能手术的恶性 肠梗阻[J]. 介入放射学杂志, 2011, 20（12）: 979-983.

[9] 李胜昔, 徐美东. 经胃镜放置经鼻肠梗阻导管治疗术后粘连性肠梗阻[J]. 中国临床医 学, 2011, 18（5）: 650-651.

[10] 董江楠, 傅代全, 朱庆云, 等. 肠梗阻导管置入联合肠切除术治疗老年急性乙状结肠 扭转的可行性及疗效[J]. 实用医学杂志, 2017, 33（24）: 4097-4101.

[11] 宋冰, 张文婧, 李东印, 等. 经肛门肠梗阻导管联合腹腔镜手术治疗左半梗阻性结直 肠癌的效果研究[J]. 中国急救医学, 2016, 36（z1）: 110-111.

[12] PETROV M S, VAN SANTVOORT H C, BESSELINK M G, et al. Enteral nutrition and the risk of mortality and infectious complications in patients with severe acute pancreatitis: A meta-analysis of randomized trials[J]. Arch Surg, 2008, 143(11): 1111-1117.

[13] 中华医学会肠外肠内营养学分会. 肠外肠内营养学临床指南系列——住院患者肠外营 养支持的适应证（草案）[J]. 中华医学杂志, 2006, 86（5）: 295-299.

[14] 张玉玲. 食管癌术后早期肠内营养120例临床观察及护理[J]. 齐鲁护理杂志, 2009, 15 （22）: 84-85.

[15] 余梅. 肠内营养的临床应用进展[J]. 护理研究, 2004, 18（20）: 1787-1789.

[16] 黎介寿. 肠内营养——外科临床营养支持的首选途径[J]. 中国临床营养杂志, 2003, 11 （3）: 171-172.

[17] 刘青, 熊爱华, 郑明英. 肠内营养在胃肠道肿瘤患者术后的应用[J]. 中国医药科学, 2012, 2（4）: 64-65.

[18] 冷英杰, 丁婷, 缪羽, 等. 超声辅助法置入经鼻空肠营养管在急性重症胰腺炎中的应 用与护理[J]. 东南国防医药, 2015（5）: 502-505.

[19] 张培信, 石秀娟, 李川. 食管癌与贲门癌术后吻合口瘘39例营养支持[J]. 中华现代外科 学杂志, 2005, 2（3）: 265-266.

[20] 罗竞平, 焦迎春. 数字减影血管造影机X现监视下螺旋型鼻肠营养管置管的护理研究[J].

医学信息, 2013, 26（3）: 63−64.

[21] 谢敏. X线与胃镜下置鼻十二指肠营养管的比较[J]. 浙江临床医学, 2012, 14（6）: 746−747.

[22] KUMBHARI V, TIEU A H, NGAMRUENGPHONG S, et al. Endoscopic management of stomal stenosis after Roux−en−Y gastric bypass[J]. Gastrointest Endosc, 2015, 82(4): 747.

[23] CARO L, SANCHEZ C, RODRIGUEZ P, et al. Endoscopic balloon dilation of anastomotic strictures occurring after laparoscopic gastric bypass for morbid obesity[J]. Dig Dis, 2008, 26(4): 314−317.

[24] MCLEAN G K, COOPER G S, HARTZ W H, et al. Radiologically guided balloon dilation of gastrointestinal strictures. Part Ⅰ. Technique and factors influencing procedural success[J]. Radiology, 1987, 165(1): 35−40.

[25] AKARSU C, UNSAL M G, DURAL A C, et al. Endoscopic balloon dilatation as an effective treatment for lower and upper benign gastrointestinal system anastomotic stenosis[J]. Surg Laparosc Endosc Percutan Tech, 2015, 25(2): 138−142.

[26] 殷德荣, 余涛, 杨冬英, 等. 胃镜下间歇、多次扩张治疗食管良性狭窄30例研究[J]. 陕西医学杂志, 2015（5）: 585−587.

[27] RILEY S A, ATTWOOD S E. Guidelines on the use of oesophageal dilatation in clinical practice[J]. Gut, 2004, 53 Suppl 1(Suppl 1): i1−i6.

[28] 崔进国, 孙兴旺, 王秀英. 食管恶性狭窄内支架治疗和良性狭窄球囊扩张后的随访评价[J]. 中华放射学杂志, 1999, 33（9）: 625.

[29] 张宏博, 毕锋, 韩英, 等. 上消化道吻合口狭窄原因及内镜球囊扩张疗效分析[J]. 中华消化内镜杂志, 2004, 21（2）: 92−95.

[30] 程英升, 杨仁杰, 李明华, 等. 消化道良恶性狭窄或阻塞的介入治疗[J]. 世界华人消化杂志, 2002, 10（9）: 1111.

[31] 丁绍伟, 刘尊清, 王伟. 食管内支架术治疗晚期食管癌疗效观察[J]. 现代肿瘤医学, 2013, 21（9）: 2018−2019.

[32] 叶晓芬, 喻剑峰, 靖陕零, 等. 经皮内镜胃造瘘术的临床应用[J]. 中华消化内镜杂志, 2002, 19（2）: 106−107.

[33] 陈建, 赵幼安, 李延青, 等. 经皮内镜胃造瘘术10例临床分析[J]. 中华消化内镜杂志, 2001, 18（5）: 298−299.

[34] PRESHAW R M. A percutaneous method for inserting a feeding gastrostomy tube[J]. Surg Gynecol Obstet, 1981, 152(5): 658−660.

[35] DE BAERE T, CHAPOT R, KUOCH V, et al. Percutaneous gastrostomy with fluoroscopic guidance: single−center experience in 500 consecutive Cancer patients[J]. Radiology, 1999, 210(3): 651−654.

[36] 姜炜. X线透视引导下经皮胃造瘘术在治疗食管癌晚期患者中的应用[J]. 海南医学, 2009, 20（9）: 76−77.

[37] 江志伟, 汪志明, 曹建明, 等. 经皮透视下胃造口术在恶性肿瘤病人中的应用[J]. 肠外与肠内营养, 2006, 13（2）: 98−100.

[38] 李烨, 程英升. 在内镜或影像引导下建立微创介入途径实现肠内营养[J]. 介入放射学杂志, 2010, 19（1）: 79−82.

[39] 周建平，王忠敏，刘涛，等. 经皮透视引导下胃造瘘和胃空肠造瘘术的临床应用[J]. 介入放射学杂志，2011，20（4）：279-282.

[40] SYMONDS C J. The treatment of malignant stricture of the oesophagus by tubage or permanent catheterism[J]. Br Med J, 1887, 1(1373): 870-873.

[41] SCHATZ R A. A view of vascular stents[J]. Circulation, 1989, 79(2): 445-457.

[42] 欧阳墉. 管腔内支架：Ⅰ. 作用机制和性能[J]. 国外医学（临床放射学分册），1997（4）：211.

[43] BALAZS A, KOKAS P, LUKOVICH P, et al. Experience with stent implantation in malignant esophageal strictures: Analysis of 1185 consecutive cases[J]. Surg Laparosc Endosc Percutan Tech, 2013, 23(3): 286-291.

[44] BAYRAKTAR O, BAYRAKTAR B, ATASOY D, et al. Covered self-expandable metallic stents could be used successfully in the palliation of malignant cervical esophageal strictures: Preliminary report[J]. Surg Laparosc Endosc Percutan Tech, 2013, 23(2): e41-e44.

[45] PARK J H, SONG H Y, KIM J H, et al. Polytetrafluoroethylene-covered retrievable expandable nitinol stents for malignant esophageal obstructions: Factors influencing the outcome of 270 patients[J]. AJR Am J Roentgenol, 2012, 199(6): 1380-1386.

[46] NA H K, SONG H Y, KIM J H, et al. How to design the optimal self-expandable oesophageal metallic stents: 22 years of experience in 645 patients with malignant strictures[J]. Eur Radiol, 2013, 23(3): 786-796.

[47] KIM M D, PARK S B, KANG D H, et al. Double layered self-expanding metal stents for malignant esophageal obstruction, especially across the gastroesophageal junction[J]. World J Gastroenterol, 2012, 18(28): 3732-3737.

[48] LARSSEN L, MEDHUS A W, KORNER H, et al. Long-term outcome of palliative treatment with self-expanding metal stents for malignant obstructions of the GI tract[J]. Scand J Gastroenterol, 2012, 47(12): 1505-1514.

[49] 王俊杰. 放射性粒子治疗头颈部癌进展[J]. 现代肿瘤医学. 2010，18（6）. 1236-1238.

[50] 林蕾，王俊杰. ^{125}I放射性粒子支架治疗食管癌进展[J]. 癌症进展，2013，11（1）：41-43，67.

[51] VAN HEEL N C, HARINGSMA J, SPAANDER M C, et al. Esophageal stents for the palliation of malignant dysphagia and fistula recurrence after esophagectomy[J]. Gastrointest Endosc, 2010, 72(2): 249-254.

[52] HAJJ I, IMPERIALE T F, REX D K, et al. Treatment of esophageal leaks, fistulae, and perforations with temporary stents: Evaluation of efficacy, adverse events, and factors associated with successful outcomes[J]. Gastrointest Endosc, 2014, 79(4): 589-598.

[53] KIM K R, SHIN J H, SONG H Y, et al. Palliative treatment of malignant esophagopulmonary fistulas with covered expandable metallic stents[J]. AJR Am J Roentgenol, 2009, 193(4): W278-W282.

[54] BAKKEN J C, SONG L M, DE GROEN P C, et al. Use of a fully covered self-expandable metal stent for the treatment of benign esophageal diseases[J]. Gastrointest Endosc, 2010, 72(4): 712-720.

[55] ELOUBEIDI M A, TALREJA J P, LOPES T L, et al. Success and complications associated with placement of fully covered removable self-expandable metal stents for benign esophageal

diseases(with videos)[J]. Gastrointest Endosc, 2011, 73(4): 673-681.

[56] CHOI S J, KIM J H, CHOI J W, et al. Fully covered, retrievable self-expanding metal stents(Niti-S) in palliation of malignant dysphagia: Long-term results of a prospective study[J]. Scand J Gastroenterol, 2011, 46(7-8): 875-880.

[57] 徐美东，姚礼庆，周平红，等．内镜治疗结直肠狭窄的探讨[J]．中国内镜杂志，2001，7（5）：30-31.

[58] 松井敏幸．大肠狭窄的内视镜的扩张术[J]．消化器内视镜，2000，12（6）：938.

第三章　肠内营养通路构建临床实践

第一节
口咽部恶性肿瘤及食管癌

食从口入，造成患者不能进食的原因首推口咽部及食管病变，特别是恶性肿瘤如舌癌、腮腺恶性肿瘤、喉癌、下咽癌、食管癌等。疾病本身或治疗造成口咽部及食管进食功能受损，时间一长不能及时改善，患者将会很快处于摄入无法供给消耗所需的状态，加上疾病本身消耗大量能量，可能很快出现营养不良，甚至恶病质。患者身体虚弱，免疫力低下，这时治疗措施亦将受到限制，最终病情加剧，因此营养支持治疗应该贯穿于此类疾病治疗的始终。如果短期内可以恢复经口进食，可以首选应用肠外营养，但是对于肿瘤患者，常很难短期康复，同时机体需要足量的营养，这时单纯肠外营养很难满足机体需要，因此现代医学提倡尽早给予肠内营养。

一、口咽部恶性肿瘤

对于口咽部病变 4 周内可以恢复经口正常进食的患者建议首选鼻饲营养管置入（图 3-1-1），大于 4 周者则首选经皮胃造口术（图 3-1-2）。

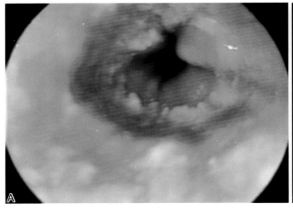
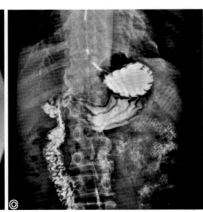

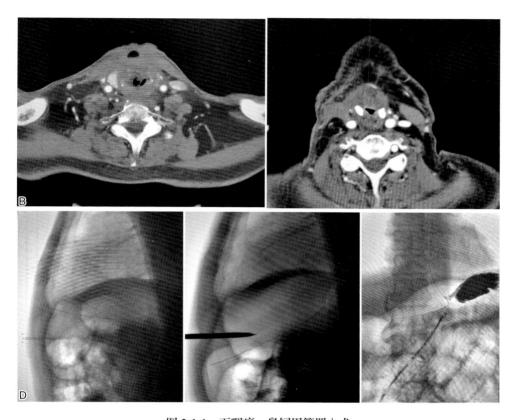

图 3-1-1 下咽癌，鼻饲胃管置入术

A. 喉镜可见软组织肿物；B. CT 示咽喉部软组织增厚，管腔狭窄；C. 经鼻胃管置入，造影示胃肠功能良好；D. 半个月后，病变治疗无好转，给予经皮胃造口术。

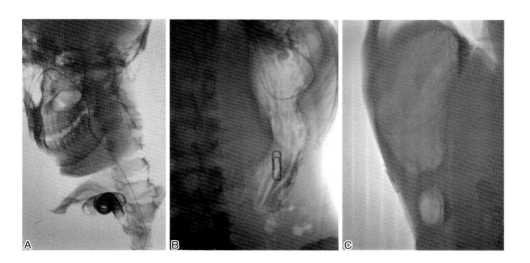

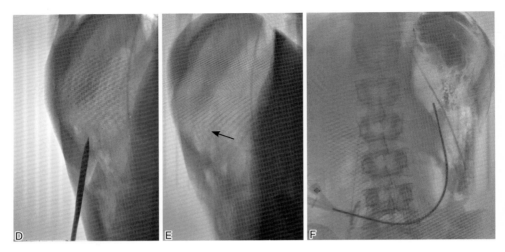

图 3-1-2 喉癌，经皮胃造口术

男性，24 岁，喉癌术后复发，无法进食，给予 X 线引导下经皮胃造口术。A. DSA 引导下，导管与导丝配合轻柔通过狭窄的喉部；B. 穿刺点定位；C. 穿刺胃壁固定器固定；D. PS 穿刺针穿刺；E. 造口管置入（箭头）；F. 经造口管造影，明确造口管头位置及了解胃肠道功能。

二、食管癌

食管癌以进行性吞咽困难为特征，管腔狭窄常造成进食困难，其营养不良发生率高达 60%。据中国抗癌协会肿瘤营养与支持治疗专业委员会研究报道，食管癌患者的营养不良率更是高达 85%。Unsal 采用主观全面评定（subjective global assessment，SGA）法对 207 例不同部位的恶性肿瘤患者放疗前、后营养状况进行评估，发现头颈部肿瘤患者放疗后更容易发生营养不良，营养不良率由放疗前的 24% 增加到放疗后的 88%。目前，根据"只要肠道有功能，应首选肠内营养"的原则，为提高患者生活质量、改善放疗效果，建议对于不能正常进食的食管癌患者，特别是营养不良者均应第一时间给予营养支持治疗，积极采用介入微创手段给予开通肠内营养通路，实现口服营养补充（oral nutritional supplements，ONS）及管饲治疗。具体包括食管支架置入术（图 3-1-3），鼻饲胃、空肠营养管置入术（图 3-1-4），经皮胃造口术（图 3-1-5）及直接空肠造口术等。

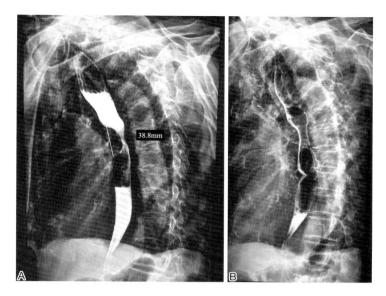

图 3-1-3 食管支架置入术

A. 食管中段局限性管壁破坏，管腔狭窄，可见充盈缺损，长约 4cm；B. 食管支架置入，管腔通畅，对比剂通过顺利。

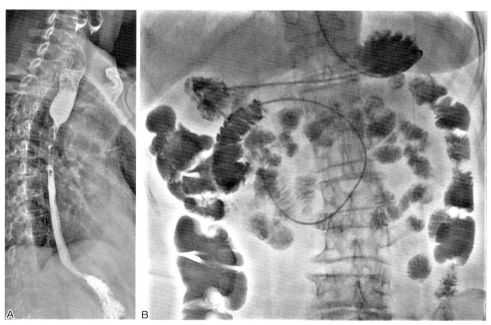

图 3-1-4 鼻饲营养管置入术

A. 食管中段局限性狭窄、梗阻；B. 经鼻空肠营养管置入，管头位于十二指肠远端、空肠近端，造影示黏膜规则、蠕动功能良好。

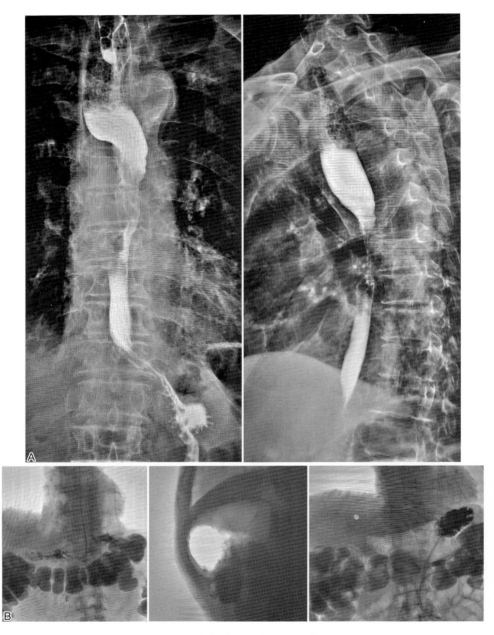

图 3-1-5 食管癌放疗前经皮胃造口术

A. 食管癌，狭窄严重，病变较长，拟行放疗前经皮胃造口术；B. 经皮胃造口术。

三、食管癌放疗及并发症

放射治疗是食管癌重要治疗手段之一，为了提高疗效、达到预期的治疗目的，在放疗期间，营养支持治疗至关重要，包括营养咨询、肠内营养（EN）和肠外营养（PN）。具体路径可采用"五阶梯"治疗原则。能够经口进食的患者，首选营养咨询；当营养咨询仍不能满足机体需求时，给予口服营养补充（ONS）；无法经口进食或口服营养补充无法满足机体需求时，给予人工营养支持。人工营养分为EN和PN，应首选EN，EN包括ONS和管饲。当EN无法实施或不能满足患者需求时，则给予PN。PN包括经中心静脉输注和经周围静脉输注的路径。营养支持路径不是恒定不变的，应随着患者营养状况的变化进行相应的调整。

此外，放射治疗常产生严重的并发症，主要包括放射性食管炎、疼痛、食管-纵隔瘘（图3-1-6）、食管-气管瘘（图3-1-7）、咽部功能紊乱（图3-1-8）、水肿狭窄梗阻、破溃出血等，各种放疗产生的并发症加重了营养不良的程度，降低了放疗的敏感性和精准性，影响疗效。因此，对食管癌同步化放疗患者进行合理的营养支持意义重大。

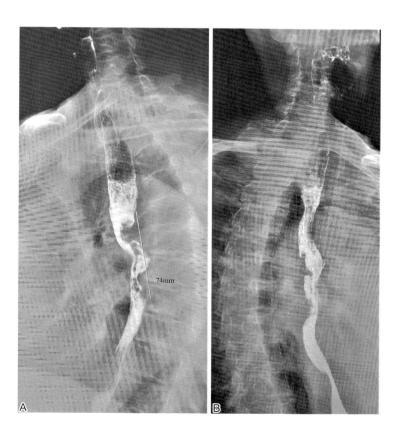

74mm

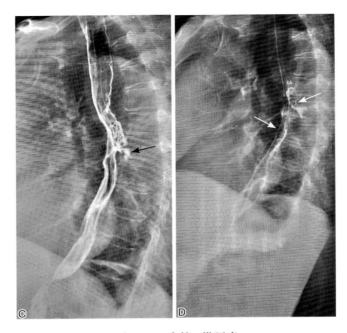

图 3-1-6　食管 - 纵隔瘘

A、B. 中段食管癌放疗前，可见龛影；C、D.放疗中可见食管 - 纵隔瘘形成（箭头）。

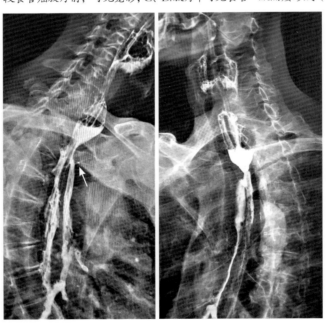

图 3-1-7　食管 - 气管瘘

食管癌放疗后食管 - 气管瘘形成，对比剂经食管进入气管（箭头）。

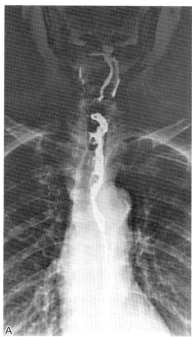
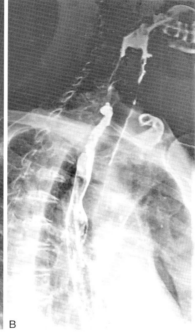

图 3-1-8　咽部功能紊乱

A. 颈段食管癌，黏膜破坏，管壁僵硬、狭窄；B. 放疗中，咽部受损，咽部功能紊乱，对比剂呛入气管。

四、食管癌放疗前预置营养管和补救性置管

ESPEN 指南建议，对存在吞咽困难或者放化疗过程中出现严重黏膜炎影响进食的食管癌患者，应给予管饲营养治疗。我国《恶性肿瘤放射治疗患者肠内营养专家共识》也指出，恶性肿瘤患者放疗期间需要进行全程营养管理，口服营养补充是恶性肿瘤放疗患者肠内营养首选方式，不推荐放疗前预防性置入营养管。但是如果具有下列一项高危因素则可以预置营养管：①1 个月内体重下降 ≥ 5%；②放疗前 BMI < 18.5kg/m^2；③中 - 重度食管狭窄；④诊断为颈段、胸上段食管癌；⑤结合检查预计穿孔和出血风险较高者；⑥合并可能导致营养状态欠佳的基础疾病者，如胃部分切除术后、糖尿病血糖水平控制不佳或甲状腺功能亢进患者等。

工作中我们经常遇到食管癌常规放疗中，患者由于局部炎性疼痛、病变水肿压迫及瘘等出现食管梗阻症状加重而不能经口进食。传统处理则给予镇痛、消炎、护理等对症处理，但往往效果不理想，影响进一步放疗，甚至不得不终止治疗，万不得已只能临时补救性给予肠外营养或鼻饲营养置管，对于医患双方都显得仓促。

在肠内营养优先原则的前提下，我们根据临床实际工作经验，通过临床摸索

提出自己的构想和建议：食管癌患者放疗前预置肠内营养通路简易评估方案。

评估方法：食管碘对比剂造影检查＋胸部增强 CT＋化验检查。

评估参数：①病变狭窄程度，包括轻度、中度、重度；②病变部位，包括颈段、胸上段、胸下段；③病变大体病理类型，包括增生型、浸润型、溃疡型；④病灶和大血管的关系，包括有分隔和关系密切（建议不做放疗）。其中，以重度狭窄、颈段、溃疡型为主要参数，包含其中 1 项即需要行预防性鼻饲营养管置入，包含 2 个或以上即需要行预防性鼻饲或经皮胃肠造口术。

举例如下：①对于重度食管狭窄的患者（图 3-1-9），不管任何部位或病理类型均首选鼻饲，目的是增加营养应对放疗不良反应和机体消耗；②颈段病变可以预行鼻饲营养管置入，因为位置高，放疗过程中不良反应较大，常见疼痛、咽部功能紊乱等原因导致不能进食，应该提前预防性置鼻饲管；③颈段伴中 - 重度狭窄者（图 3-1-10），可以预行鼻饲营养置管或经皮胃造口术，由于这类患者狭窄严重，即使放疗，也很难短时间解决进食问题，故需要提前给予肠内营养通路构建；④溃疡型食管癌可预行单纯鼻饲营养管置入，溃疡型食管癌放疗容易出现食管瘘或出血，预置鼻饲增加营养可起到防治作用；⑤溃疡性食管癌并狭窄严重者可以预行鼻饲营养置管或经皮胃造口。

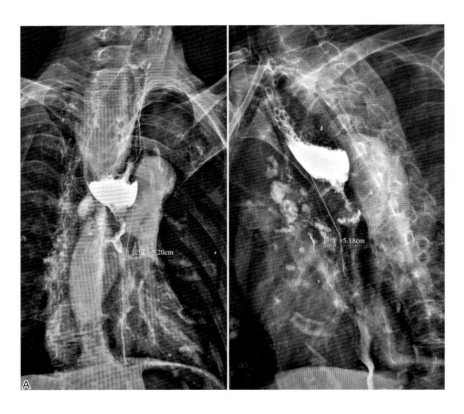

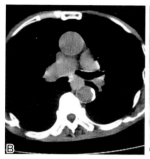
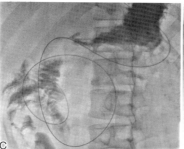
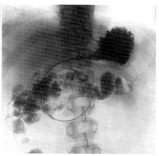

图 3-1-9　食管癌严重狭窄，放疗前鼻饲营养管置入术

A. 造影示中段食管管腔明显狭窄，黏膜破坏；B. CT 示食管软组织增厚；C. 考虑病变狭窄严重，为避免营养不良，放疗前经鼻空肠营养管置入。

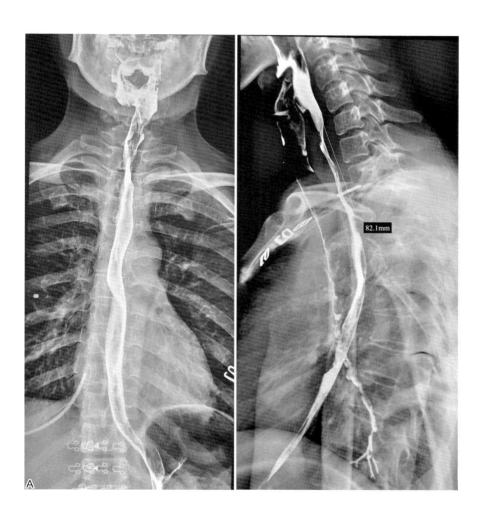

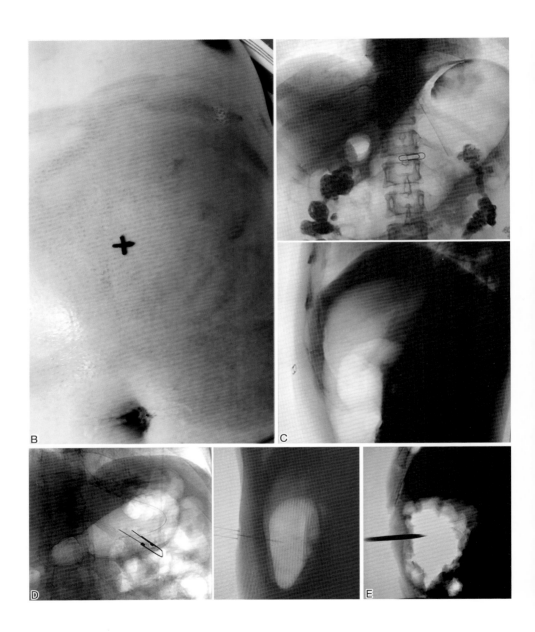

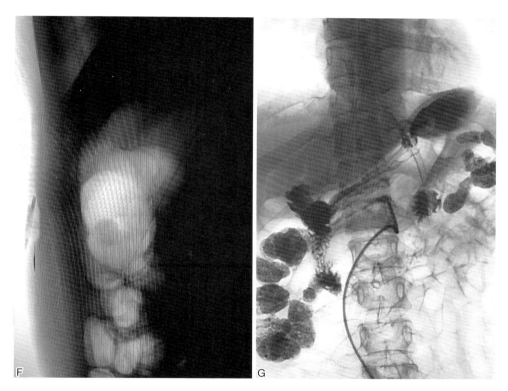

图 3-1-10　颈段食管癌伴中 - 重度狭窄，放疗前经皮胃造口术

A. 颈段食管癌，咽部受侵，咽部功能紊乱，放疗前拟行胃造口；B、C. 穿刺点局部消毒，正侧位 X 线透视下标示定位；D、E. 腹壁固定器穿刺及 PS 穿刺针穿刺；F、G. 造口管引入及经造口管胃肠造影。

　　通过影像学及临床资料客观评估放疗过程中可能发生并发症的高危食管癌患者，放疗前即给予预防性营养通路构建，将会极大地改善生活质量、提高放疗效果和减少并发症发生。

（李亚男　杨　光）

肺和纵隔病变引起进食困难

一、肺癌和纵隔病变压迫、侵及食管造成狭窄

吞咽困难为食管自身病变的典型表现，肺癌侵及食管临床同样可表现为吞咽困难症状。但以吞咽困难为首发症状的肺癌临床少见。肺癌可以通过直接侵犯和淋巴结转移两种方式侵犯食管。肺上叶后段、下叶背段及下叶内基底段在解剖上与食管毗邻；此外，食管壁左侧除主动脉弓上缘至第 7 胸椎平面之外，右侧除奇静脉弓处之外，其他部位均与纵隔胸膜紧密相贴，故位于双肺纵隔面背侧的肺癌均可直接侵犯食管。食管右侧壁与肺组织接触范围更广泛，右肺癌侵犯食管的概率相对更高。淋巴结转移侵蚀食管多见于气管隆嵴下淋巴结，这种侵犯方式也很常见。

纵隔肿瘤是临床胸部常见疾病，包括纵隔原发性肿瘤和转移性肿瘤。原发性纵隔肿瘤包括位于纵隔内各种组织结构所产生的肿瘤和囊肿，但通常不包括从食管、气管、支气管和心脏产生的良、恶性肿瘤。转移性肿瘤多数为淋巴结转移，纵隔淋巴结转移病变多见于原发性肺部恶性肿瘤，如支气管癌。肺部以外者则为原发于食管、乳腺和腹部的恶性肿瘤等。肿瘤体积较大时压迫或侵犯纵隔内的重要脏器而产生相应的临床症状，如压迫食管可引起吞咽困难，压迫气管则有气促、干咳，压迫上腔静脉导致面部、颈部和上胸部水肿及静脉怒张，压迫神经可有膈肌麻痹、声音嘶哑、肋间神经痛及交感神经受压征象等。

与原发性食管癌狭窄引起的吞咽困难一样，严重者不能正常进食，如不尽快解决，患者将很快出现营养不良，甚至恶病质，影响下一步治疗和生活质量。因此，快速建立肠内营养通路成为重要和迫切的治疗措施之一。对于食管狭窄造成的不能进食，根据患者的病情及诉求，可以合理地选择置管方法。笔者认为，由于这种患者多处于肿瘤晚期，无手术适应证及良好的治疗措施，故为提高生活质量，建议食管支架置入术为首选方法（图 3-2-1），其次为胃造口术，再次为鼻饲。

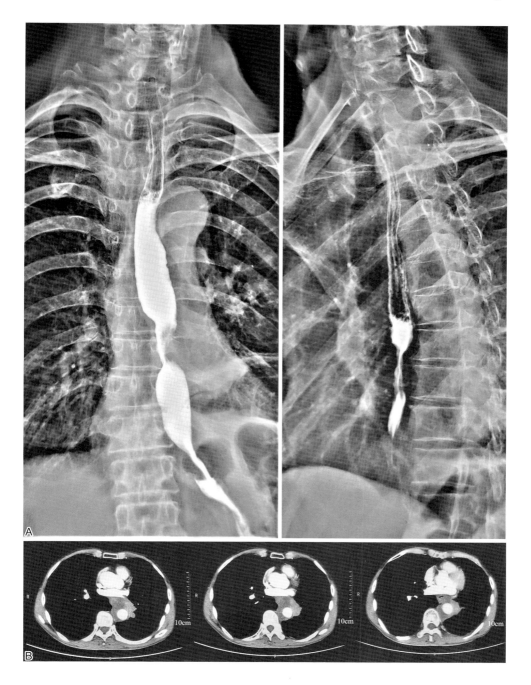

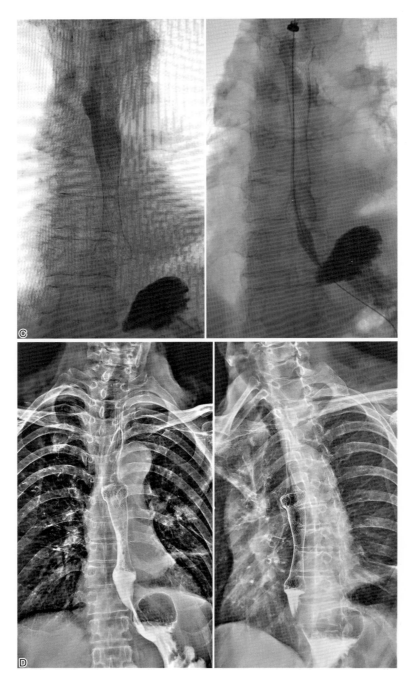

图 3-2-1　纵隔型肺癌，食管受侵狭窄，食管支架置入术

A. 纵隔型肺癌，食管受侵狭窄，吞咽困难；B. CT 示纵隔型肺癌，胸主动脉、食管包裹，管腔狭窄；C. 食管支架置入；D. 食管造影示食管支架通畅，扩张良好，对比剂通过顺利。

二、气管 - 食管瘘

气管 - 食管瘘是肺癌少见并发症，主要临床表现为胸骨后疼痛、呛咳、发热、气促等，有时咳出的痰中混有食物残渣，通过食管造影、胃镜及纤维支气管镜等检查可以明确诊断。发生气管 - 食管瘘的患者十分痛苦，处理这种病情比较棘手，患者常死于严重的肺部感染、重度营养不良等，病死率高。气管 - 食管瘘治疗困难，预后差，多不能自行愈合。目前对其的治疗主要有外科手术、介入治疗以及内科保守治疗。外科手术可以行肿瘤的姑息切除术、瘘口的修补术、旷置气管 - 食管瘘等。但存在气管 - 食管瘘患者一般均已处于肿瘤晚期，几乎都伴有严重肺部感染、恶病质，往往失去手术机会，因此介入治疗手段成为主要的有效治疗方法。肠内营养通路构建一般选择食管支架置入、经皮胃造口术或鼻饲营养管置入。对于食管上段、颈段食管受压或肿瘤侵犯出现气管 - 食管瘘，并不适用于支架的治疗，经皮胃造口术成为首选，另外少数不愿意应用支架治疗或胃造口的患者，也可应用鼻饲营养管建立营养通路。

鼻饲营养管置入术安全、简便，创伤小，是部分卧床及身体虚弱患者的短期营养治疗的首选治疗，能早期建立营养通路改善患者的全身营养状态，配合肠内营养液的使用效果较为显著。气管 - 食管瘘患者多伴有肺内感染，单纯营养管置入而不行瘘口封堵常影响患者预后，增加死亡率。近些年来国内外已相继有报道证明应用覆膜内支架封堵气管 - 食管瘘疗法是一种简单、有效的姑息治疗手段，对提高生活质量可起到立竿见影的作用。瘘口封堵后，大多数患者术后第 2 ~ 3 天即可进食流质或半流质，改善患者营养状况，增强体质，患者原有的肺部或胸腔感染亦能在短期内得到控制。在肺癌所致的支气管 - 食管瘘中，应用支气管支架虽能封闭支气管侧的瘘口，但消化液可进入食管侧的瘘口引起炎症甚至脓肿，故首先放置食管支架似乎效果更好。但如果是胸部 CT 显示气管严重变形、狭窄者，可先行气管支架置入，同时或择期行食管支架置入，或选用胃造口姑息治疗。气管、食管双支架置入已取得满意疗效（图 3-2-2）。对于失去手术机会的气管 - 食管瘘患者，采用食管覆膜支架治疗堵塞瘘口是姑息性治疗的首选治疗手段。

气管 - 食管瘘治疗尚无明确的指南，一般认为存在食管狭窄不伴或伴轻微气管狭窄的气管 - 食管瘘是食管支架置入的适应证。气管支架置入适应证包括：①瘘口位于食管上段（特别靠近食管入口）；②食管没有或仅有轻微的狭窄，但气管存在中到重度狭窄。食管、气管双支架置入适应证：①食管及气管都存在明显狭窄；②食管支架置入术后，可能导致气管狭窄的形成及恶化；③直径大于 20mm 的易引起支架嵌顿的巨大瘘口。治疗前应充分了解气管 - 食

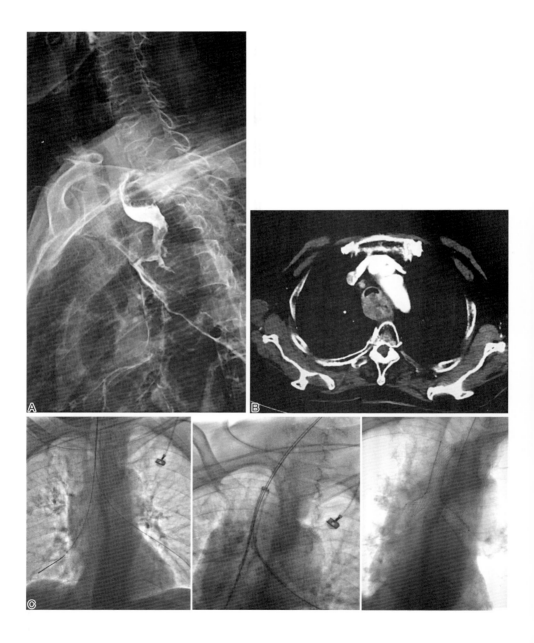

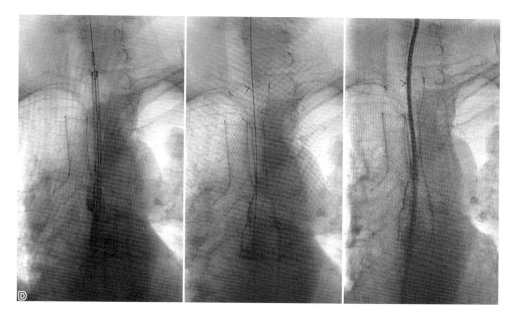

图 3-2-2　气管 - 食管瘘，双支架置入术

A. 食管癌侵及气管，气管 - 食管瘘形成，患者憋喘、呛咳，不能进食；B. CT 示食管癌侵及气管隆嵴部位，气管狭窄；C. 经口气管双导丝置入，置入倒"Y"型支架，呼吸困难解除；D. 随后即刻食管支架置入，扩张良好。为了快速纠正营养不良，先行给予鼻饲空肠营养管置入实现肠内营养。

管瘘瘘口的位置、程度及周围病变的解剖结构，取合适形状、长度、直径的支架。个体化的支架置入治疗气管 - 食管瘘能够提高疗效，减少及预防并发症的发生。

（艾　宁　杨　光）

第三节
胃和十二指肠病变狭窄

胃和十二指肠是消化系统最常发生病变的部位，特别是贲门、胃窦、幽门、十二指肠球部、十二指肠壶腹部等部位。贲门和胃窦部恶性肿瘤占到胃癌的大部分，常造成管腔狭窄梗阻，患者不能进食。不能采取手术解决梗阻的患者由于长期不能正常进食，加上治疗相关的不良反应，常伴有严重的营养不良。对于晚期胃癌患者来说，进行营养支持的最重要的目的往往不是延长生存期，而是提升患者的生活质量。有研究认为，改善晚期胃癌患者的营养状态，进行合理、有效的 EN 支持，特别是 ONS 支持治疗，能够明显提高患者生活质量和社会认知。

ONS 是指经口补充性摄入特殊医学用途食品以补充日常需要，其接近于患者自然进食过程，患者依从性好，是 EN 首选方法。近年来贲门支架、幽门及十二指肠支架、结肠支架的合理应用，为积极实现 ONS 创造了条件。在国外，55.4% 的患者接受家庭肠内营养支持（home enteral nutrition，HEN）治疗时选择 ONS。当 ONS 不能满足化疗间歇期患者营养需求或者患者不能经口进食时，应选用管饲喂养。鼻胃管和鼻肠管适用于短期 EN 的患者，而对于需要长期肠内营养的非手术肿瘤患者，常使用经皮胃造口 / 经皮空肠造口建立 EN 途径。虽然营养治疗的途径很多，但不同的途径有不同的适应证、禁忌证及并发症，因此应根据患者病情及自身情况选择合适的途径，尽量实现患者经口进食这一人类最自然的进食方式。

一、贲门癌狭窄

贲门癌是发生在食管和胃交界区域的恶性肿瘤，由于其位置特殊，肿瘤晚期常造成吞咽困难不能进食，由于营养不良、身体虚弱、免疫力低下、心理煎熬，患者常痛苦不堪。对于不能采取手术解除梗阻的晚期患者，肠内营养通路的构建，快速恢复经口进食成为最关键的治疗措施。依据介入治疗思路，根据临床经验，可以首选放置鼻饲空肠营养管补充营养，同时积极给予贲门癌原发病的治疗，其中包括肿瘤供血动脉的经导管动脉化疗栓塞（transcatheter arterial chemoembolization，TACE），特别是贲门癌供血支胃左动脉的 TACE 治疗（图 3-3-1），近期疗效显著，能够快速缩小病变再通贲门消化道，实现短期拔管后经口进食。对于严重的狭窄和不选择进一步手术治疗的患者，根据"肠内营养五阶梯"方案，把生活质量放到优先考虑的原则，首选贲门支架置入（图 3-3-2）实现经口进食和辅助 ONS；其次选择 X 线引导下经皮胃肠造口术；进而是鼻饲胃管和鼻饲空肠管；肠外营养放到最后考虑。介入技术因其高效、微创、安全、简便、价廉等特点，为实现以上通路构建提供了必要的技术支撑。

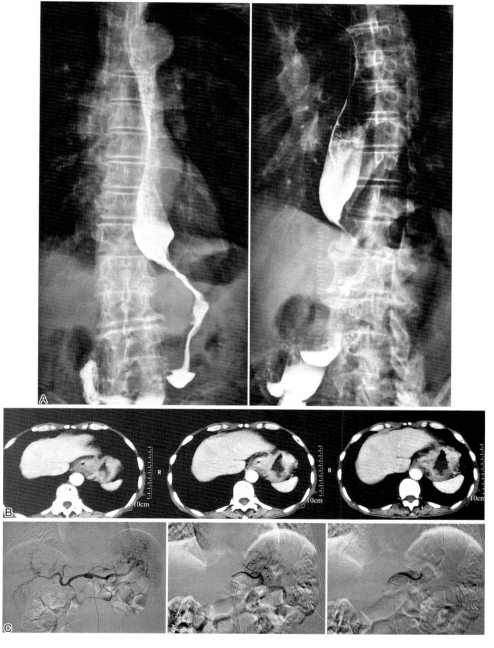

图 3-3-1　贲门癌 TACE 治疗

A. 贲门狭窄，对比剂通过受阻；B. CT 示贲门、胃底软组织增厚；C. 依次行腹腔干、胃左动脉造影示贲门癌供血动脉增粗、紊乱，行胃左动脉灌注化疗栓塞术（TACE），吸收性明胶海绵颗粒栓塞胃左动脉，复查造影示胃左动脉闭塞，肿瘤染色消失。

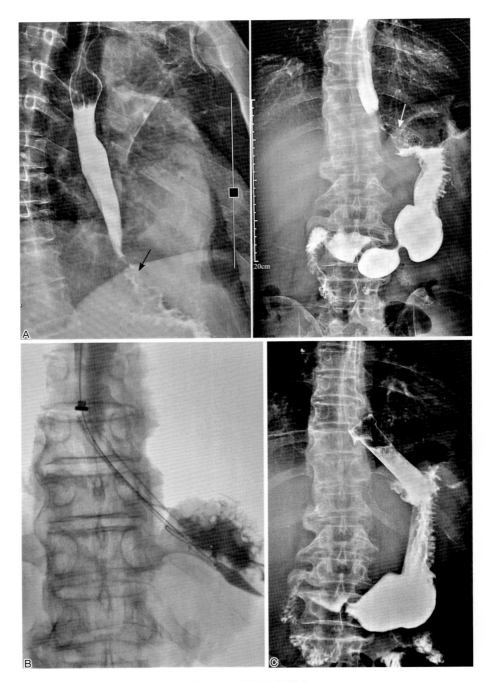

图 3-3-2　贲门支架置入

A. 造影示贲门黏膜破坏，管壁僵硬，管腔狭窄，对比剂通过受阻（箭头）；B. 贲门支架置入；
C. 造影示支架位置、扩张良好，对比剂通过顺利。

二、胃癌胃窦幽门区狭窄

胃窦癌、十二指肠癌常造成胃窦幽门区狭窄、梗阻，传统的肠内营养途径一般选择三腔营养管置入（图3-3-3），即通过鼻饲空肠腔注入营养液、胃管负压吸引及进气管保持内外气压一致。但是现在可以首选胃窦幽门支架或十二指肠支架途径（图3-3-4），可以在一定时间内保持胃窦幽门区消化道通畅，实现经口进普食和ONS，提高了患者生活质量，把不舒适的三腔鼻饲营养管置入向后推迟。其次，直接空肠造口也可以作为三腔管置入前的一种选择（图3-3-5），X线引导下经皮直接穿刺空肠造口术逐渐应用于临床，取代了过去的必须外科开腹小肠造口和曾经的腹腔镜或内镜引导下经皮小肠造口术。

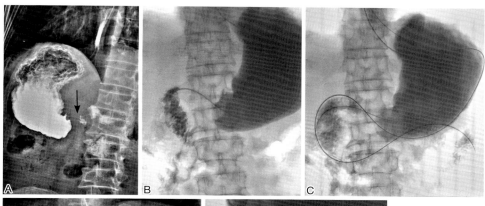

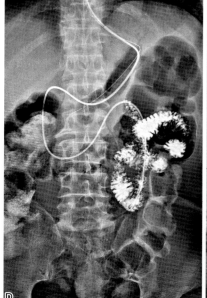

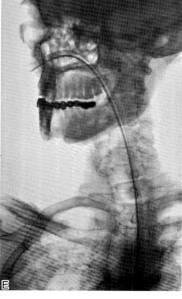

图 3-3-3 胃窦癌梗阻，鼻饲双管置入

A.造影可见胃窦狭窄，管腔纤细，对比剂通过严重受阻（箭头）；B.经鼻空肠营养管置入；C.经鼻胃外引流管置入；D.双管造影了解肠道蠕动功能，并明确管头位置；E.咽部侧位片明确双管走行自然无折曲。

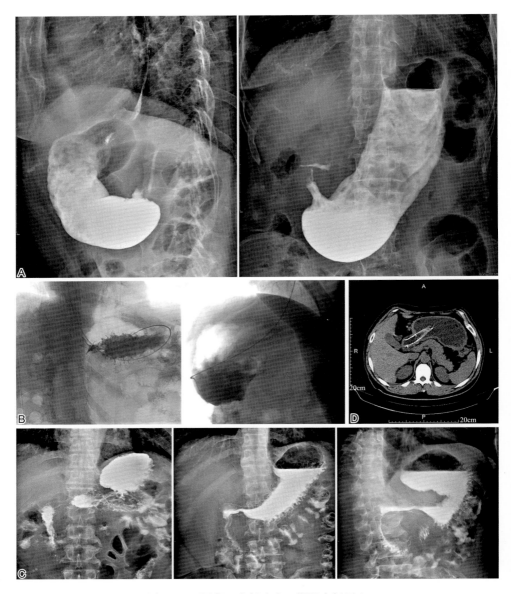

图 3-3-4　胃窦、幽门及十二指肠支架置入

A. 胃窦狭窄梗阻，胃内大量滞留液；B. 胃减压后，DSA 引导下通过导管与导丝配合通过狭窄胃窦置入支架；C. 口服对比剂不同体位，可见胃窦支架扩张良好，对比剂通过顺利；D. CT 可见胃窦支架扩张良好。

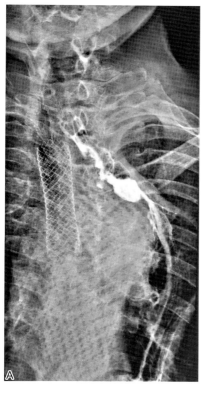
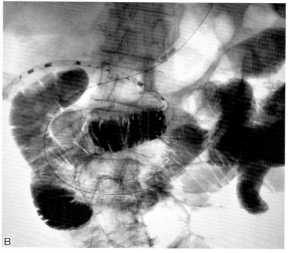

图 3-3-5　经皮直接小肠造口

A. 食管癌术后，左侧胸腔胃，吻合口复发，气管受侵气管支架置入后，患者不能进食；B. 残胃上提至胸腔无法行胃造口，DSA 引导下经皮直接穿刺小肠造口。

1858 年，Bush 医生报道了世界上首例外科空肠造口术，1973 年 Delany 提出空肠置管造口法，后经过不断发展，并逐步推广开来，成为肠内营养比较常用的置管方式之一。直接空肠穿刺造口术创伤小，并发症少，安全、高效，较传统的鼻饲营养管能减少刺激咽喉部及黏膜损伤的情况，减少患者恶心、呕吐、反流等症状，避免肺部感染的发生；由于造口管直径明显较鼻饲营养管粗，注入方便、快捷且减少了堵管的发生率；造口管可长期留置。

此外，由于胃管负压吸引导致胃液的大量丢失，容易引发电解质紊乱，有人提出了合理给予胃液通过空肠造口管再回输的治疗思路，有待临床实践给予论证。

三、胃部分切除术后残胃蠕动减弱、胃瘫综合征

术后胃瘫综合征（PGS）是一种非机械性梗阻，以胃排空障碍为主要表现的胃动力减弱综合征，多见于腹部手术后，发生率为 0.47% ~ 28%，好发于胃大部切除术后恢复期。通常患者表现为上腹饱胀、恶心、呕吐等症状。对于

PGS 的诊断，CT 和内镜很难做出明确判断，而消化道造影可以直观做出诊断，表现为残胃腔不蠕动、胃排空迟缓、胃液和食物滞留、幽门无机械性梗阻（图 3-3-6）。

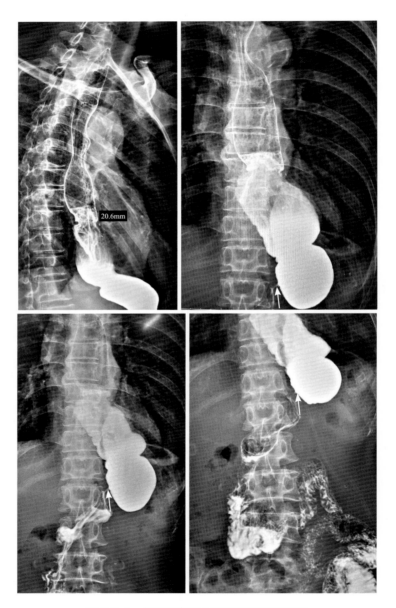

图 3-3-6　术后胃瘫综合征消化道造影表现

贲门癌术后，胸腔胃，胃蠕动减弱，幽门痉挛扩张差，对比剂通过受阻（箭头），胃内大量滞留液。

PGS 发生原因目前尚不清楚，多数学者认为包括以下几个方面：①心理因素：高度紧张状态易导致 PGS 发生；②胃肠交感神经兴奋抑制胃肌电活动，延缓胃排空；③促胃液素分泌减少；④胃大部切除的吻合术式不同，发生率不同；⑤术后残胃动力减弱，吻合口水肿，术前营养不良，术后合并腹腔感染、低白蛋白血症以及电解质紊乱等。

PGS 的治疗：首先给予禁食，持续胃肠减压，温盐水洗胃以减轻胃水肿；维持水电解质平衡、酸碱平衡；加强营养支持，积极给予肠内营养，补充足量的热量、蛋白质、维生素及微量元素；给予促胃动力药。其中最重要的一条是加强营养，积极给予放置鼻肠营养管进行肠内营养（图 3-3-7）。只要适时给予患者充分的心理辅导和精神关怀，在持续胃肠减压、营养支持的同时，给予胃动力药等，术后胃瘫综合征一般均可治愈，尽量慎用再次手术的方法。

总之，PGS 的治疗强调尽早给予营养治疗，特别是通过介入手段置入三腔营养管的积极肠内营养和减压治疗。此外，置管操作中可通过快速注入温差较大的高温水和低温水反复局部刺激胃窦幽门部位，临床观察可见能够增强局部胃腔蠕动，是否对于 PGS 治疗有一定的意义，有待进一步研究。

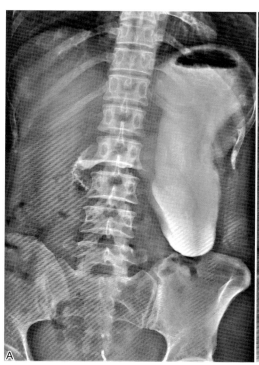
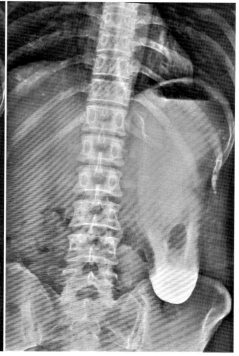

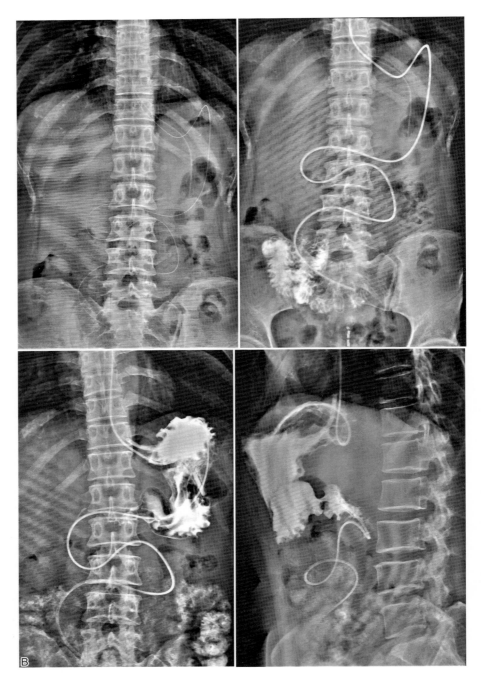

图 3-3-7 术后胃瘫综合征，鼻饲空肠 - 胃管双管置入

A. 碘对比剂消化道造影示幽门闭塞，胃蠕动消失，胃内大量滞留液；B. 经鼻空肠营养管置入、经鼻胃外引流管置入，双管造影明确管头位置及走行，同时评估小肠蠕动功能情况。

四、胃和十二指肠球部溃疡幽门梗阻

胃溃疡、十二指肠球部溃疡是消化系统最常见的疾病，其众多的并发症包括幽门梗阻。当胃窦或十二指肠球部溃疡发生炎性水肿或瘢痕形成时，就可导致幽门梗阻（图3-3-8）。胃溃疡幽门梗阻的发生率为2%～4%。溃疡性幽门梗阻治疗通常采用内科药物保守治疗，胃肠减压，一般的炎性水肿梗阻均可逐渐缓解，但是对于严重的炎性狭窄和瘢痕狭窄，常难以短期有效。在内镜排除恶性狭窄的情况下，需要积极给予双腔管置入肠内营养及胃肠减压，对于溃疡瘢痕狭窄则可以选用球囊扩张（图3-3-9）。如果上述措施反复尝试无效，万不得已再选用手术。

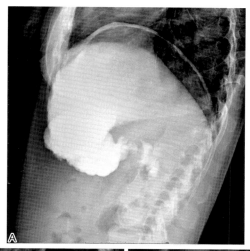

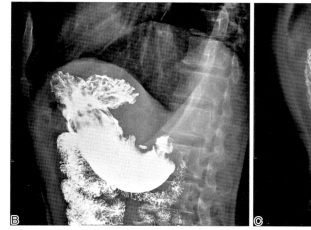
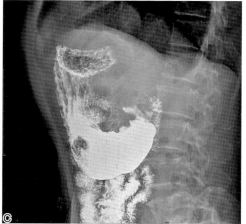

图3-3-8 胃溃疡，幽门梗阻

A.胃窦溃疡，幽门痉挛；B.胃窦溃疡，龛影；C.十二指肠球部变形。

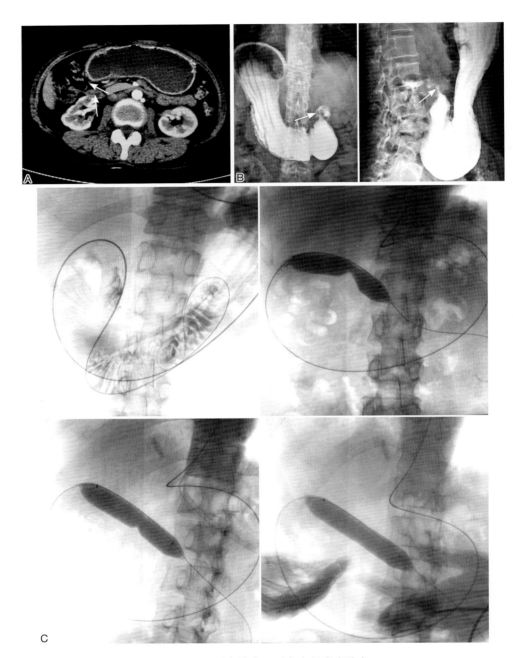

图 3-3-9　胃窦溃疡，胃窦幽门瘢痕狭窄

A. CT 示胃扩张，幽门狭窄（箭头）；B. 消化道造影可见胃窦幽门僵硬狭窄（箭头）；C. 置入导丝，沿导丝置入不同直径的球囊行持续扩张，蜂腰逐渐消失。

（郝晓光　杨　光）

第四节
肠梗阻

一、肿瘤引起肠梗阻

恶性肿瘤性肠梗阻多表现为进展缓慢的不完全性肠梗阻，患者早期可有慢性腹痛伴腹胀、便秘，但仍能进食，进食后症状明显加重。经保守治疗后症状多能缓解，如外科无法干预，则需要肠梗阻导管置入以缓解症状。在良性肿瘤病变中，胃肠腺瘤最多见，其次是平滑肌瘤，易引起肠套叠。

病例 1

患者因"卵巢高级别浆液性癌Ⅲ C 期化疗 3 个疗程后，腹痛 11 天，无排气、排便 5 天"入院。患者入院后查全腹 CT，提示腹腔内部分小肠扩张、积液，腹腔积液。给予禁食水、胃肠减压，后行经鼻肠梗阻导管置入术，效果明显（图 3-4-1）。

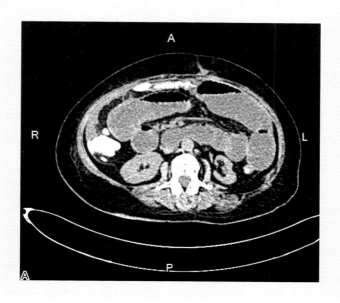

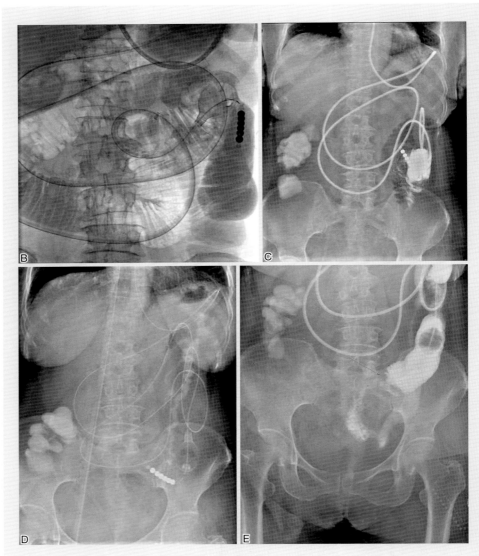

图 3-4-1　卵巢癌，肠梗阻

A. 术前 CT，肠管扩张；B. 经鼻肠梗阻导管置入；C. 肠梗阻导管置入术后 3 天造影，气液平面基本消失；D. 肠梗阻导管置入术后 1 周立位腹部 X 线片，气液平面完全消失，梗阻症状缓解；E. 肠梗阻导管置入术后 10 天，造影明确肿瘤导致狭窄部位。

病例 2

　　患者因"下腹腹痛、腹胀 3 天，发热、呕吐 2 天"入院。入院行腹部 MR 示横结肠左半部占位性病变，诊断为结肠癌。因术前患者肠梗阻症状明显，体质较差，无法行手术根治，遂行肠梗阻导管置入术。术后 1 周梗阻缓解明显，之后在全身麻醉下行部分横结肠切除＋远端封闭、近端造口术，过程顺利（图 3-4-2）。

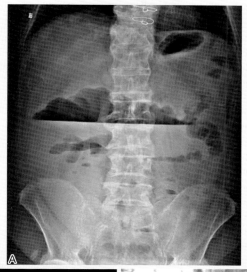

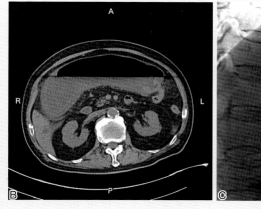

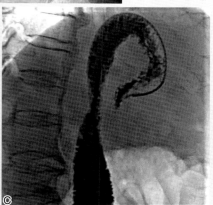

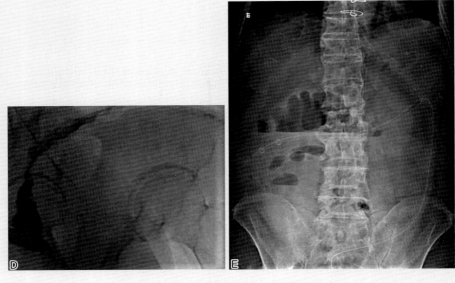

图 3-4-2　降结肠癌，肠梗阻

A. 术前立位腹部 X 线片；B. 术前 CT；C. 术中结肠造影；D. 经肛肠梗阻导管置入；E. 肠梗阻导管置入术后立位腹部 X 线片。

二、术后粘连性肠梗阻

　　粘连性肠梗阻是肠梗阻最常见的一种类型，占肠梗阻的 40% ~ 60%，手术后粘连是最常见的原因，占粘连性肠梗阻的 80% 左右，其次为腹腔内器官发生炎症后产生的粘连，如阑尾炎、盆腔炎、胆囊炎等。此外，还有部分患者因先天性因素导致粘连性肠梗阻，如卵黄管退化不全、胎粪性腹膜炎等因素，此种类型多不常见。粘连性肠梗阻一般都发生在小肠，引起结肠梗阻者少见，有时盆腔疾病也可引起乙状结肠粘连性肠梗阻。

病例 3

　　患者在全身麻醉下行膀胱根治性切除 + 回肠代膀胱术，手术过程顺利，术后患者腹胀，未排气。立位腹部 X 线片提示肠管术后改变，肠梗阻。8 天后于放射科在局部麻醉下行经鼻肠梗阻导管置入术，11 天后经导管行消化道造影术，明确狭窄、梗阻部位，肠梗阻导管持续减压，引出褐色液体（图 3-4-3）。

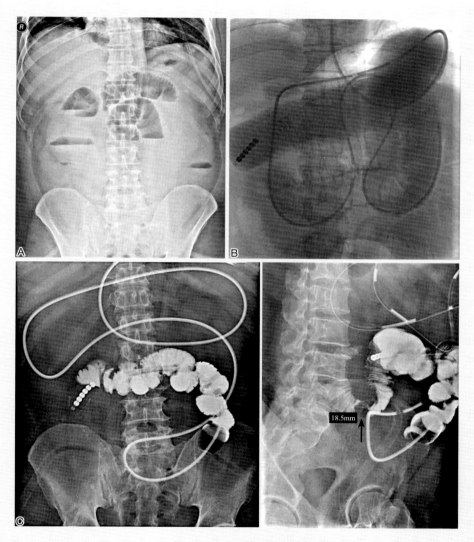

图 3-4-3　膀胱癌术后，肠梗阻

A. 术后立位腹部 X 线片；B. 经鼻肠梗阻导管置入；C. 把后球囊注气打起，经肠梗阻导管造影，可见明显的肠梗阻狭窄部位及长度（箭头）。

病例 **4**

　　患者由结肠镜及磁共振成像确诊为直肠癌，在全身麻醉下行腹腔镜下直肠癌根治骶前吻合＋回肠末端双腔造口术，手术顺利，术后病理示腺癌Ⅱ级侵及黏膜下层。患者术后间断出现腹胀，给予灌肠后症状未见好转，复查腹部X线片提示肠梗阻，遂给予禁食水、灌肠、补液等治疗。14天后行肠梗阻导管置入术，置管顺利，恢复3天情况良好，顺利出院（图3-4-4）。

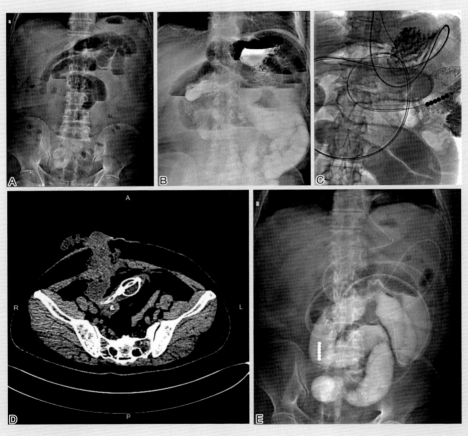

图3-4-4　直肠癌术后，肠梗阻

A. 直肠癌术后立位腹部X线片，肠管扩张及气液平面；B. 口服对比剂，胃肠蠕动良好，远端梗阻；C. 经鼻肠梗阻导管置入；D. CT可见导管头端球囊；E. 肠梗阻导管置入3天后造影，梗阻症状缓解，气液平面减少。

病例 5

　　根据泌尿系统彩超及腹部强化 CT，确诊为膀胱癌，未见明显手术禁忌，遂在全身麻醉下行经尿道膀胱肿瘤电切术，手术过程顺利。术后患者出现腹胀、停止排气排便等症状，补充诊断为肠梗阻，给予患者胃肠减压、灌肠、营养支持等治疗效果不佳，并于 8 天后在介入科行消化道造影及经鼻肠梗阻导管置入术，患者术后恢复可（图 3-4-5）。

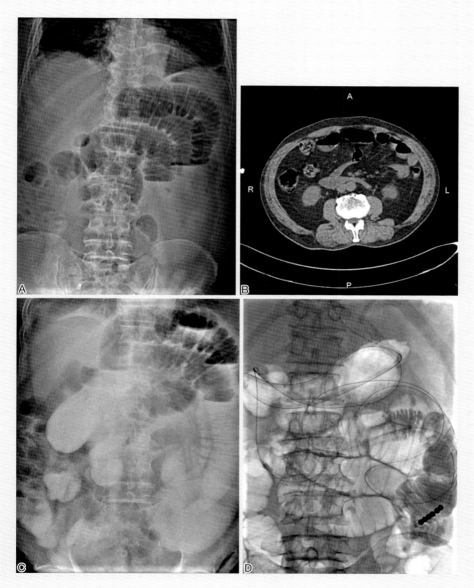

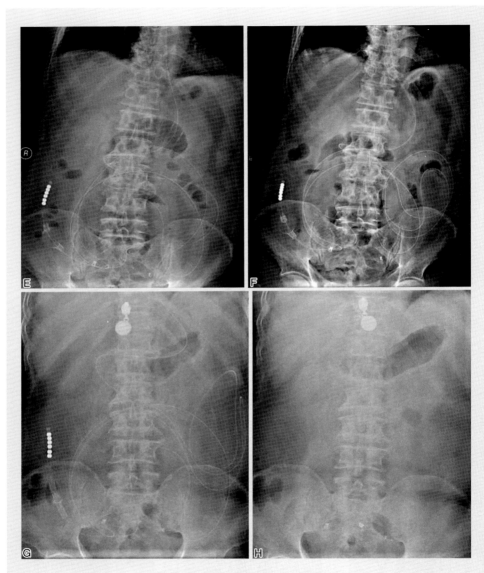

图 3-4-5　膀胱癌电切术后，肠梗阻

A. 立位腹部 X 线片示肠管扩张、积气，气液平面；B. CT 示肠管扩张、积气，气液平面；C. 造影示肠管蠕动良好，近端肠管扩张，远端肠管梗阻；D. 肠梗阻导管置入；E. 肠梗阻导管置入 3 天，气液平面减少；F. 肠梗阻导管置入 1 周，气液平面消失；G. 肠梗阻导管置入 10 天，肠管胀气及气液平面完全消失；H. 肠梗阻导管拔除后，立位腹部 X 线片示梗阻征象消失，症状解除。

三、恶性肿瘤术后复发引起肠梗阻

恶性肿瘤术后易复发及转移，是肿瘤患者死亡的主要原因。消化道肿瘤复发导致的主要并发症之一即肠道狭窄、梗阻，由于再次手术难度大，疗效差，大部分患者失去了手术机会，故肠梗阻导管作为一种重要的保守治疗手段具有重要价值，可以减轻患者痛苦、延长生存期、提高生活质量。

病例 6

患者因"直肠癌术后 1 年余，术后复发 1 个月余，腹痛、腹胀 1 个月，加重3 天"入院。遂行经鼻肠梗阻导管置入术，过程顺利，症状缓解明显（图 3-4-6）。

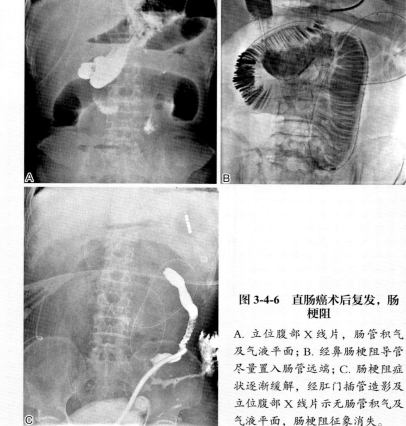

图 3-4-6　直肠癌术后复发，肠梗阻

A. 立位腹部 X 线片，肠管积气及气液平面；B. 经鼻肠梗阻导管尽量置入肠管远端；C. 肠梗阻症状逐渐缓解，经肛门插管造影及立位腹部 X 线片示无肠管积气及气液平面，肠梗阻征象消失。

病例7

　　患者因"食管癌术后半年，停止排便3天"入院，复查CT提示吻合口可疑复发。遂行肠梗阻导管置入术，术后3天症状明显缓解（图3-4-7）。

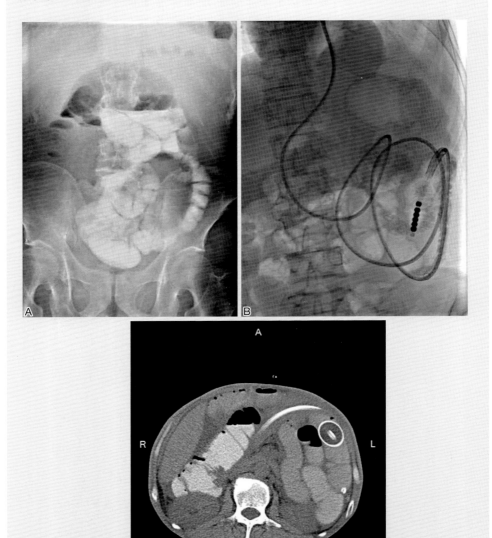

图3-4-7　食管癌术后吻合口复发，肠梗阻

A. 术前造影明确梗阻部位；B. 肠梗阻导管置入；C. 3天后复查CT，症状明显缓解。

病例8

患者子宫内膜腺癌ⅢC期（$T_{1a}N_2M_0$）术后放化疗后，右上肺转移射频消融术后，腹腔转移术后脾转移，术后病理示"中分化腺癌，侵犯肠壁全层，小肠周围淋巴结可见癌转移"。遂先后行经鼻肠梗阻导管置入术及结肠支架植入术（图3-4-8）。

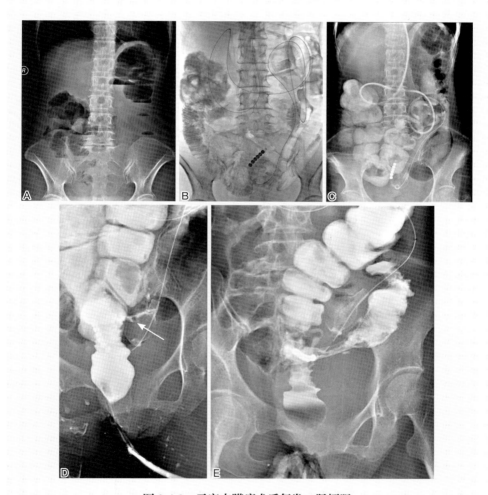

图3-4-8 子宫内膜癌术后复发，肠梗阻

A. 立位腹部X线片；B. 肠梗阻导管置入；C. 肠梗阻导管置入后症状迅速缓解，而后行消化道造影；D. 造影明确乙状结肠受侵狭窄部位（箭头）及长度；E. 后经肛行结肠支架置入，肠梗阻解除。

四、肿瘤广泛腹腔转移导致肠梗阻

以在腹腔广泛播散的肿瘤细胞产生黏液在腹腔内集聚、再分布为特征的恶性肿瘤临床晚期综合征，典型临床表现为黏液性腹水、持续性腹胀、进行性肠梗阻、腹膜种植、腹腔脏器粘连。终末阶段，大量肿瘤组织及黏液充满整个腹盆腔，导致胃肠道蠕动受限、癌性粘连，出现肠梗阻症状，不能进食或排泄和营养消化，最终死于恶病质。肠梗阻导管的出现大大改善了患者的不适症状，并明显延长了生存周期。

▲ 病例 **9** ▶

　　患者因"胃癌腹腔多发转移 1 年半，腹胀、腹痛 3 天"入院。常规行鼻胃管引流 1 周效果不佳，遂行肠梗阻导管置入术，术后 3 天腹胀症状明显改善，但因腹腔多发转移，小肠多处存在不全梗阻，肠梗阻导管前进不明显（图 3-4-9）。

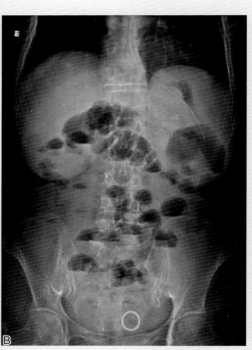

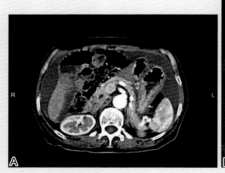

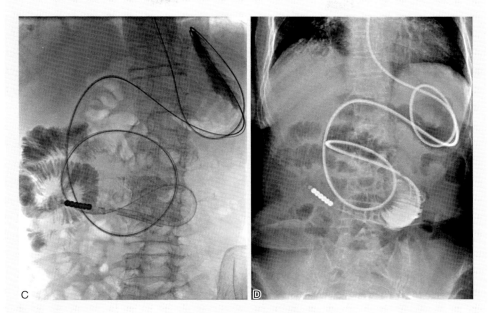

图 3-4-9　胃癌腹腔多发转移，肠梗阻

A. 入院时腹部 CT，肠管胀气及气液平面；B. 常规行鼻胃管减压 1 周立位腹部 X 线片，肠梗阻仍然存在，未缓解；C. 行肠梗阻导管置入术；D. 术后 3 天腹胀症状明显改善，由于存在多处梗阻，肠梗阻导管进度不深。

病例 10

患者因"贲门癌术后伴腹腔种植转移，停止排气、排便 2 周余"入院。患者既往于 2013 年 2 月在全身麻醉下行全胃切除术食管空肠吻合术、空肠空肠吻合术，于 2016 年 4 月在全身麻醉下行肠减压 + 回盲部肿物切除、回肠升结肠侧侧吻合 + 乙状结肠肿物切除、近端造口、远端封闭术，于 2017 年 11 月在全身麻醉下行剖腹探查 + 回肠部分切除吻合 + 回肠横结肠侧侧吻合术。先后于 2017 年 11 月及 2018 年 3 月二次行肠梗阻导管置入术（图 3-4-10）。

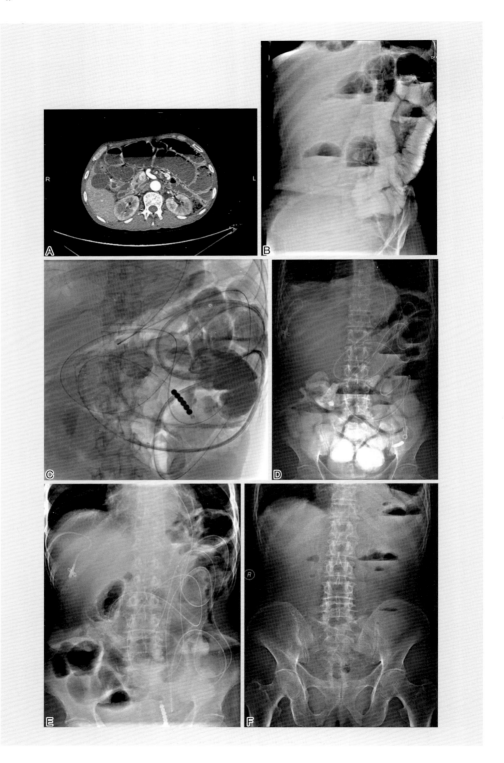

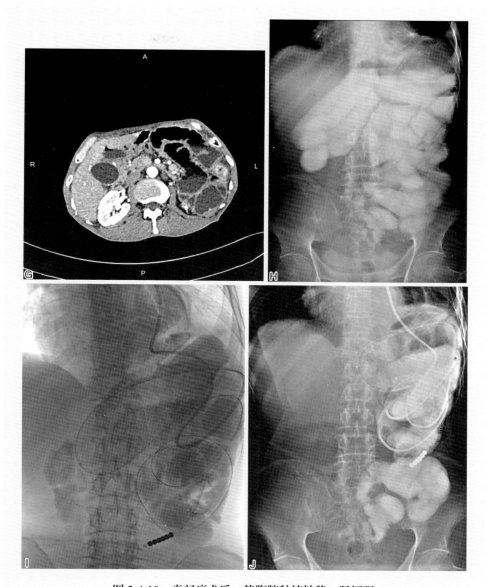

图 3-4-10　贲门癌术后，伴腹腔种植转移，肠梗阻

第一次肠梗阻导管置入术：A. 术前 CT；B. 术前造影；C. 肠梗阻导管置入；D. 导管置入术后 3 天造影；E. 导管置入术后 1 周造影，症状基本缓解，拔管。第二次肠梗阻导管置入术：F. 术前立位腹部 X 线片；G. 术前 CT；H. 术前造影；I. 肠梗阻导管置入；J. 术后造影，症状再次缓解。

病例11

患者因"卵巢癌减瘤术后2年余，化疗后1个月余，腹胀、腹痛1周"入院。术后病理示双侧卵巢高级别浆液性乳头状腺癌，子宫壁、阴道壁及大网膜受侵。临床送检的盆腔直肠窝肿物、肠系膜结节、腹壁结节、胸壁肿物均为癌结节。外科会诊因患者全身多发转移，手术解除梗阻意义不大，且暂无急诊手术指征，遂于介入科会诊置肠梗阻导管（图3-4-11）。

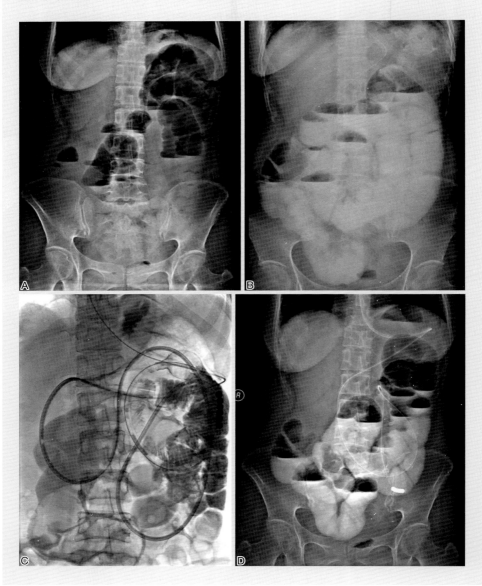

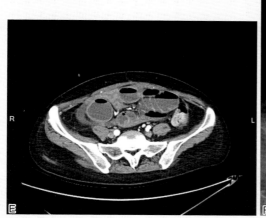
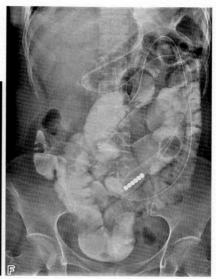

图 3-4-11 卵巢癌减瘤术后 2 年余，全身多处转移，肠梗阻

A. 立位腹部 X 线片，典型肠梗阻；B. 肠梗阻导管置入前行碘对比剂消化道造影，了解肠道解剖及功能情况；C. 肠梗阻导管置入；D. 术后立位腹部 X 线片，气液平面明显；E. 复查 CT，仍可见肠管扩张，气液平面；F. 外引流 3 天后复查消化道造影，症状有所缓解。

五、其他原因肠梗阻

除了上述引起肠梗阻的一些原因，还有一些其他原因导致的肠梗阻，比如腹股沟疝形成、人工造口粘连等。

病例 12

患者因"结肠癌术后 1 年余，停止排便、排气 1 个月"入院。复查 CT 提示左侧腹股沟区疝，遂行肠梗阻导管置入术，术后 1 周复查有所缓解，术后 1 个月复查症状明显缓解（图 3-4-12）。

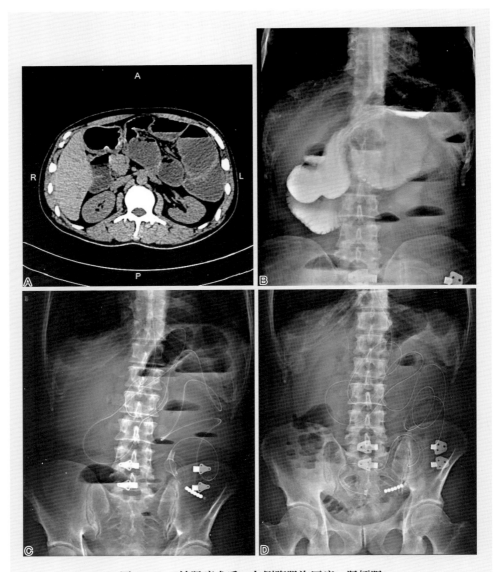

图3-4-12 结肠癌术后，左侧腹股沟区疝，肠梗阻

A. 术前腹部 CT；B. 术前消化道造影了解肠道解剖及肠管蠕动情况；C. 肠梗阻导管置入术后1周复查；D. 肠梗阻导管置入术后1个月复查，症状逐渐缓解。

病例 13

　　患者于1年前在全身麻醉下行末端回肠双腔造口还纳、回肠回肠侧侧吻合术。现因人工造口粘连严重，导致肠梗阻。遂行肠梗阻导管置入以缓解症状（图3-4-13）。

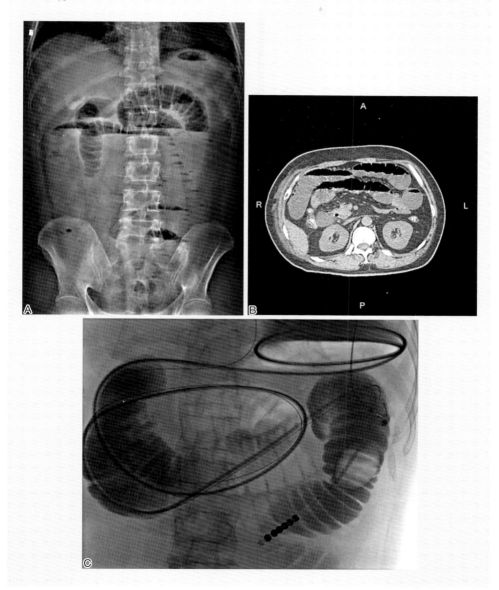

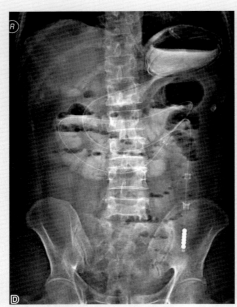
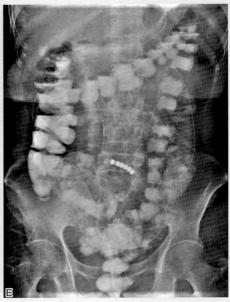

图 3-4-13 人工造口粘连，肠梗阻

A. 立位腹部 X 线片，典型肠梗阻表现；B. 术前腹部 CT，符合肠梗阻表现；C. DSA 引导下行肠梗阻导管置入术；D. 术后 1 天立位腹部 X 线片，症状减轻；E. 术后 1 周行消化道造影，肠梗阻症状完全缓解。

（杨东强 杨 光）

第五节
术后吻合口并发症

消化道病变术后导致不能正常经口进食的吻合口并发症主要包括吻合口狭窄和吻合口瘘。尽管原发病灶被切除干净，但是术后近期及远期发生的吻合口区域狭窄或吻合口瘘给患者心理和生理上带来巨大的痛苦，特别是患者长期不能正常经口进食，生活质量极差。吻合口并发症的合理处理一直是临床亟待解决的难题。近年来，随着介入技术的普及和广泛临床应用，科学、安全、快捷、微创的肠内营养通道构建技术有了较大的进步，吻合口并发症的处理也有了新的曙光。

一、术后吻合口狭窄

吻合口狭窄是消化道疾病外科术后最常见的并发症之一。由于局部水肿、术式缝合、瘘口恢复、瘢痕体质、神经受损或近期局部复发等，导致吻合口周围软组织增生、狭窄（图 3-5-1）。根据形成原因，分为炎性狭窄、瘢痕狭窄、复发狭窄、功能性狭窄等。吻合口狭窄如细线一样，患者吞咽困难，不能正常进食，甚至连喝水、喝奶都困难，患者痛不欲生。传统的治疗手段包括外科手术、局部瘢痕放疗、内镜下探条扩张（图 3-5-2）等。二次外科手术创伤大，且存在不可预知的并发症，目前很少有人选择；局部吻合口瘢痕狭窄放疗的疗效差，临床基本无人使用；而由于吻合口狭窄，内镜过不去，在不知狭窄具体程度及远端肠管功能情况下，内镜下探条扩张存在极大盲目性和危险性，且探条扩张后很快反弹致再狭窄。

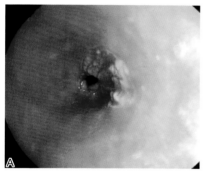
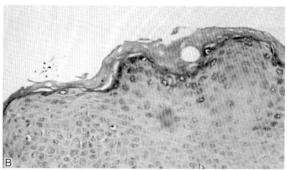

图 3-5-1　吻合口狭窄内镜和病理结果

A. 内镜示瘢痕狭窄；B. 咬检病理：黏膜慢性炎症，鳞状上皮增生伴过度角化。

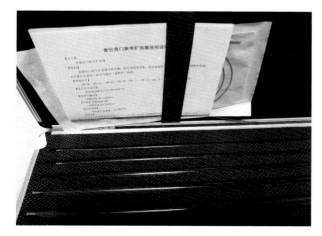

图 3-5-2　探条

近年来，随着介入技术的发展和在该领域的积极探索及应用，逐渐形成了一套完整的处理术后吻合口狭窄的微创介入治疗思路和方法。

（一）首先明确造成吻合口狭窄的原因及目前状况

1. 详细询问手术病史及临床症状　例如，是否为瘢痕体质、术后多长时间、患者吞咽困难程度和进食情况、患者营养状况和一般情况评估（详见附录 A 和附录 B）、手术方式、患者的心理状况和治疗预期值等。

关于吻合口瘢痕狭窄术后多长时间行球囊扩张，目前专家观点不一，间隔太短扩张会增加吻合口瘘的发生率。笔者主张术后间隔大于 8 周，先期可给予鼻饲营养管肠内营养，择期进行球囊扩张。

术前了解外科术式是非常重要的，输入袢、输出袢肠管的判断，吻合器使用情况，是否应用捆扎线以及是否存在侧侧吻合等将直接影响介入治疗方案的选择（图 3-5-3）。

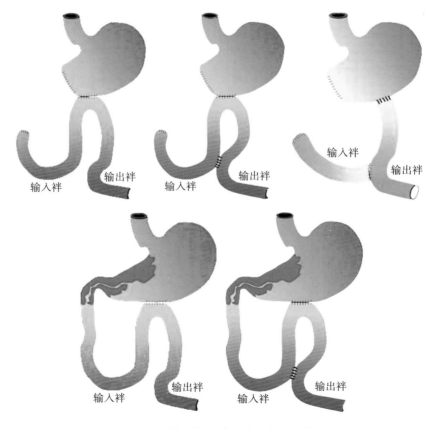

图 3-5-3　常见毕Ⅱ式手术吻合口示意图

2. 影像学检查 包括碘对比剂消化道造影、腹部 X 线片及 CT 检查等。

（1）消化道造影检查：一定选用可吸收的碘对比剂造影，造影检查能够清晰显示吻合口位置、狭窄程度、形态、测量直径等，同时可以进一步明确吻合口远侧肠管是否存在多处狭窄或病变，更为重要的是还可以动态判断胃肠道的生理蠕动功能情况，为扩张、置管、造口及支架置入等提供更为全面的临床解剖资料信息（图 3-5-4）。消化道造影最好由介入操作术者亲自参与，并与患者及家属做好充分的术前沟通，取得书面知情同意。

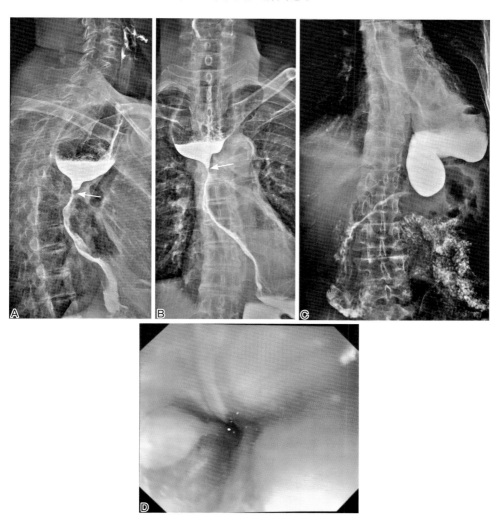

图 3-5-4 吻合口狭窄消化道造影

A、B. 正位及斜位造影显示吻合口明显狭窄（箭头），近端食管扩张；C. 残胃及十二指肠、空肠显影良好，黏膜规则，蠕动良好；D. 内镜示吻合口瘢痕狭窄。

（2）吻合口狭窄程度分级：根据吻合口造影表现（图 3-5-5），笔者结合教科书、文献及临床工作经验，把吻合口直径 8mm 作为正常的标准。6～＜ 8mm 为轻度狭窄，一般患者可以耐受，不予处理，或根据患者要求给予适度干预。对于小于 6mm 的狭窄，则需要积极处理，4～＜ 6mm 为中度，2～＜ 4mm 为重度，小于 2mm 为严重狭窄（表 3-5-1）。

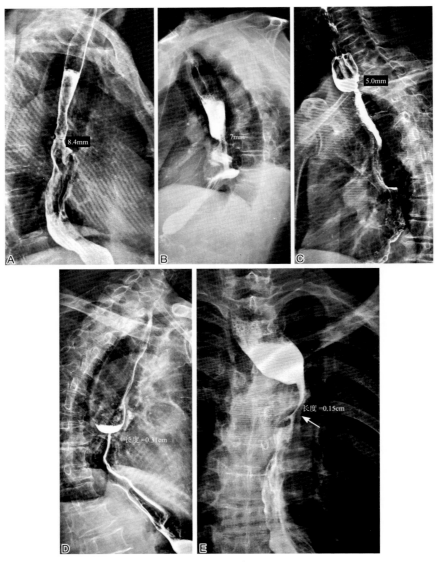

图 3-5-5　吻合口狭窄不同程度造影表现

A. 正常；B. 轻度狭窄；C. 中度狭窄；D. 重度狭窄；E. 严重狭窄（箭头）。

表3-5-1 吻合口狭窄程度分级标准

分级	吻合口直径 /mm
正常	≥ 8
轻度	6 ~ < 8
中度	4 ~ < 6
重度	2 ~ < 4
严重	< 2

（3）增强 CT 和腹部 X 线片：吻合口区域增强 CT 可以显示吻合口周围解剖关系，特别是与周围大血管的关系（图 3-5-6），吻合口壁组织厚度，做到扩张前选择球囊、支架直径心中有数，防止损伤大出血。腹部 X 线片是一种诊断肠梗阻简单、快捷、便宜的方法，有时可以用来快速判断肠梗阻、大体明确部位和指导插管。

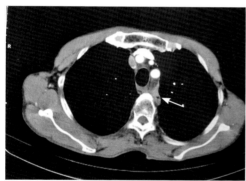
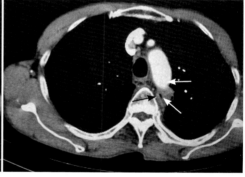

图 3-5-6 增强 CT 显示吻合口周围组织解剖关系

可见吻合口区域周围强化的血管影（箭头），解剖关系清晰、明确，无异常走行的动脉。

3. 内镜检查 内镜检查能够进一步明确狭窄的诊断，更重要的目的是通过内镜活检除外恶性肿瘤复发。单纯吻合口瘢痕狭窄和肿瘤复发恶性狭窄介入治疗思路完全不一样。

（二）吻合口狭窄营养通道构建介入治疗具体措施

通过二次手术解除狭窄给患者带来肉体创伤、精神痛苦、经济负担以及不可预知的并发症，目前患者和临床医生都较少采用。而根据病史及以上各项检查所得结果，综合分析，然后选用在影像设备引导下微创介入治疗手段构建肠内营养通道成为主流技术。主要手段包括 X 线引导下球囊连续逐级扩张术、鼻饲营养管置入术、肠梗阻导管置入术、经皮胃肠造口术、支架置入术等。俗话说："人生在世，吃穿二事"，经口进食是人的一种基本生理需求，因此从提高患者生活质量的角度来讲，实现经口进食的肠内营养通路构建技术应作为首选，即良性狭窄首选球囊扩张，恶性狭窄首选支架置入。

1. 保守治疗，密切观察　部分患者经保守治疗后，进食阻塞症状可以自行缓解。保守治疗包括短期禁食、胃肠减压、高渗盐水洗胃、肠外营养支持、酌情使用抗生素等。经上述治疗 1 周症状仍无改善者，排除了炎性水肿所致狭窄，则可以给予介入技术干预。

2. X 线引导下连续逐级持续球囊扩张术　对于术后诊断明确是良性吻合口瘢痕狭窄的患者，目前普遍认为首选连续逐级持续球囊扩张术（图 3-5-7），轻易不予内支架置入治疗。支架置入毕竟是体内异物，局部疼痛不适和 / 或并发症随时可能带来不可预知的伤害，因此良性吻合口瘢痕狭窄首选球囊扩张。

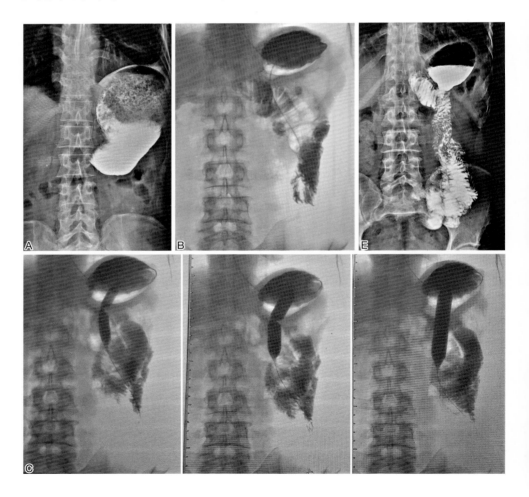

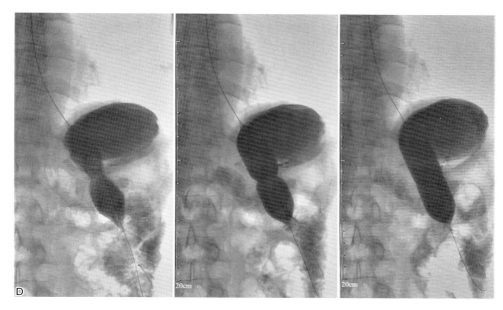

图 3-5-7 连续逐级持续球囊扩张

A、B. 吻合口狭窄，导丝通过；C. 小球囊扩张，可见蜂腰逐渐消失；D. 大球囊扩张，蜂腰逐渐消失；E. 扩张结束，造影示吻合口通畅，对比剂通过顺利。

介入性球囊扩张临床应用体会：

（1）适时扩张：通常术后 4 周内不扩张，防止发生吻合口瘘（图 3-5-8），可先行鼻饲，加强营养，择期进行球囊扩张。

（2）术中必须随时清除口咽部液体，防止误吸入气道，减轻患者恶心、呕吐等不适感。

（3）扩张前明确定位：一定要通过导管造影确认球囊位于肠道内，否则决不能轻易用球囊导管扩张。

（4）狭窄较为严重的患者，一定先用小球囊扩张，循序渐进地再用大球囊扩张，严格遵循逐级扩张的原则。

（5）把握成功扩张的症状标志：狭窄区的撕裂样、烧灼样疼痛可以作为扩张有效的良好标志，一般无须特别处理。

（6）吻合口良性狭窄的球囊扩张和覆膜支架置入辅助扩张的合理联合应用。

（7）对于反复球囊扩张效果差的病例，可能与食管扩张后修复组织过度生长或纤维瘢痕组织的过度形成有关，这种情况万不得已只能考虑手术或放疗治疗。

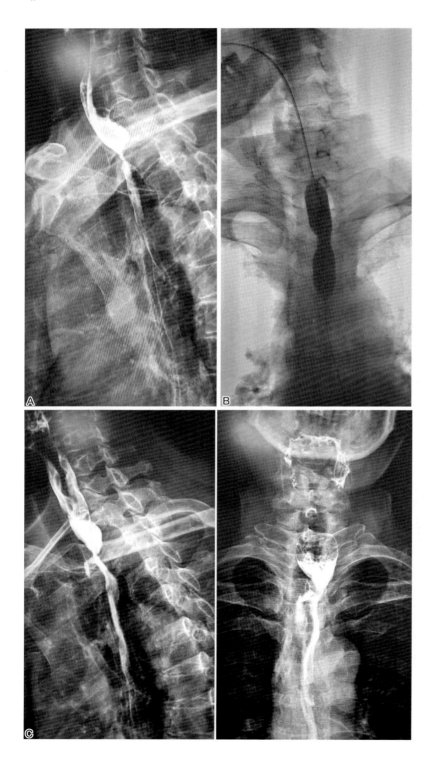

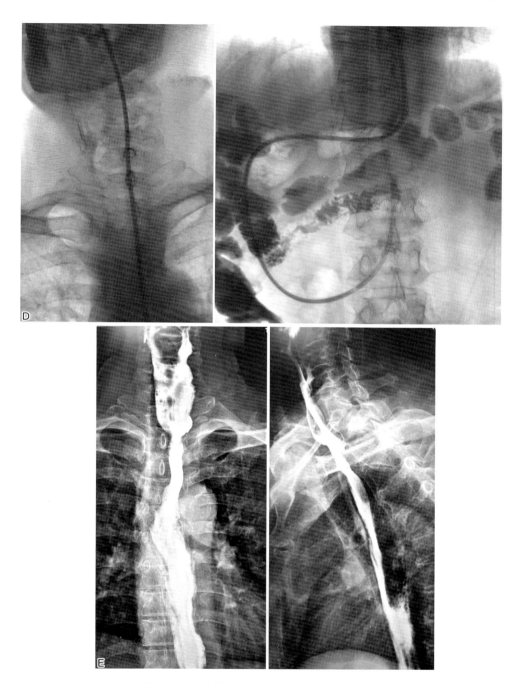

图 3-5-8 球囊扩张吻合口破裂，瘘形成及处理

A. 吻合口狭窄；B. 球囊扩张；C. 球囊扩张后吻合口 - 纵隔瘘形成，对比剂溢出；D. 即刻置入鼻饲空肠营养管；E. 2 周后复查造影，瘘口愈合闭塞，拔管，吻合口通畅。

（8）掌握预防并发症的相关措施，扩张时动作轻柔，控制好适当的加压力度及采用逐级扩张的方法是预防狭窄部位破裂的关键因素。

（9）术后口服止血药、庆大霉素等抗生素也是预防出血、感染的有效措施。

球囊扩张治疗对吻合口狭窄的疗效各家报道不一，这与扩张技术是否规范和操作细节有很大关系，例如球囊直径的选择、扩张次数、间隔时间、单次持续时间、压力及吻合口狭窄的原因等。

3．吻合口狭窄金属支架置入术　对于吻合口良性狭窄，一般情况下轻易不予内支架置入治疗。但是由于狭窄程度严重，反复球囊扩张无效，或术后癌瘤局部复发造成吻合口狭窄，暂时性金属内支架成形术及永久性金属内支架成形术成为解决进食问题、提高生活质量的首选方法。

少数难治性术后吻合口良性狭窄患者，经多次扩张后无效，可采用暂时性金属内支架治疗，保持支架持续扩张吻合口狭窄段，3～6周（1个月左右）后，再取出支架观察持续扩张疗效（图3-5-9）。支架以覆膜支架最佳，长度宜短不宜长，直径不宜过大，形状宜选用杯口球头或双球头支架。

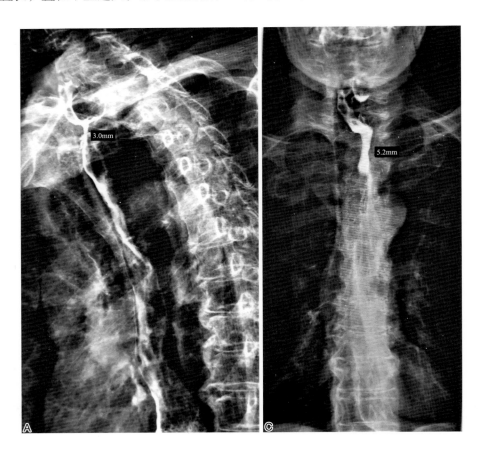

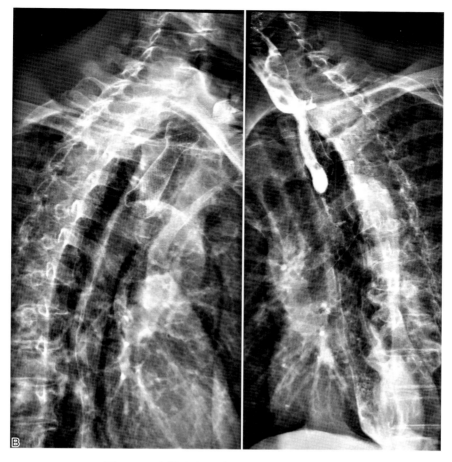

图 3-5-9　良性吻合口重度狭窄，覆膜支架置入

A. 吻合口重度狭窄，壁僵硬，反复球囊扩张无效；B. 给予 16mm×60mm 覆膜支架置入，置留 3 周扩张；C. 取出支架，造影示吻合口狭窄程度明显好转。

　　对于恶性肿瘤术后吻合口局部复发狭窄患者，由于局部无较好的治疗手段，生存期较短，笔者认为为提高生活质量，支架置入可作为首选方法（图 3-5-10）。

　　4. 鼻饲胃 / 空肠营养管置入术　对于部分不适宜或不选择球囊扩张术及支架置入术的患者，由于吻合口狭窄不能进食，可以考虑行经鼻残胃或空肠置管营养支持。考虑到狭窄远侧导管进入空肠的深度问题，X 线引导下置入方法是最佳的选择。通常术前要求常规的碘对比剂全消化道造影，全面了解吻合口上下、远端残胃及肠管的功能情况，避免存在未知的多段、多点狭窄及胃肠麻痹（如术后胃瘫综合征）等。

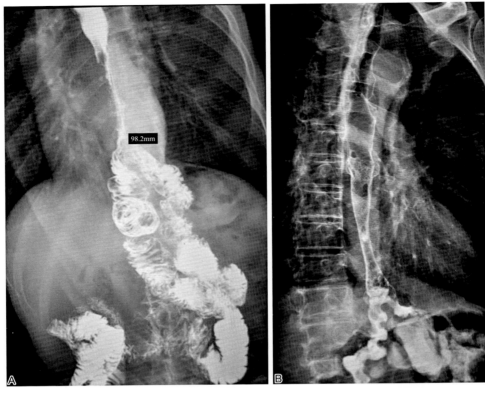

图 3-5-10 食管空肠吻合口残端复发狭窄，覆膜支架置入

A. 食管空肠吻合，吻合口及残端食管复发狭窄，不能进食；B. 给予覆膜支架置入，即可解决经口进流食问题，明显提高生活质量。

针对鼻胃管和鼻空肠管的选择，理论上讲尽量选用鼻胃管，因为胃腔营养支持优于空肠营养支持，尽管剩余的是残胃。但具体到临床实际，首先需要判断术后残胃的生理功能，特别是蠕动排空功能、胃液分泌功能、幽门的开放功能及是否存在胃反流，如果一切正常，最好选用鼻胃管营养，如果有一项不佳，则建议选用鼻空肠管营养。

置管过程：X 线引导下应用导管、导丝配合技术，通过狭窄或成角的吻合口，然后再沿导丝将鼻营养管通过残胃引入空肠。操作过程中必须实时造影并小心轻柔，避免导丝盲目插入而引起穿孔；此外，结合手术术式要求造影明确吻合口出入祥小肠，营养管尽量放置在输出祥小肠，避免输入祥小肠的逆蠕动。营养管头位置要合适，置管完毕，要求造影核实（图 3-5-11）。

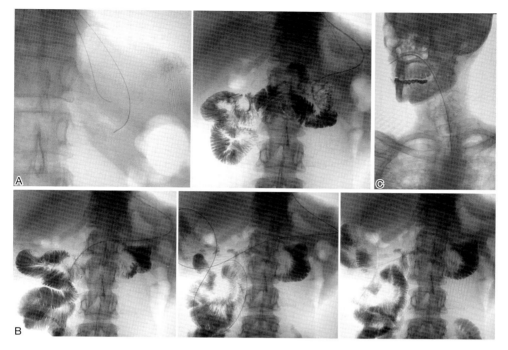

图 3-5-11 鼻空肠营养管置入术

A. 胃癌毕Ⅱ式，出入袢均狭窄，给予同侧鼻孔双管置入，造影判断肠管蠕动方向，明确输入袢与输出袢；B. DSA 引导下导管与导丝配合进入输出袢，将鼻饲营养管置入输出袢小肠远端，造影核实管头位置，残胃内留置经鼻外引流管；C. 咽喉部侧位片明确双导管走行自然、无打折等。

5. X 线引导下经皮空肠造口术 部分特殊患者注重个人形象，在无支架置入适应证的情况下，不愿意面部携带鼻饲营养管，此种情况下可行 X 线引导下经皮残胃或空肠造口术（图 3-5-12）。相对于无手术解剖改变的常规经皮胃造口，由于食管和胃手术后导致空肠上移，解剖体位改变，经皮残胃或空肠造口难度明显增加，一般不作为常规推荐。

注意事项：

（1）术前详细了解外科式，消化道造影核实术式及评估远侧肠管的功能。

（2）影像学资料（最好肠道造影）评估经皮穿刺空肠入路可行性；肠道造影评估 5Fr 造影导管置入远侧空肠可行性，绝不盲目操作。

（3）经皮空肠管置入成功后需行空肠引流至少 12～24h，以减少小肠液管周外漏的发生，每次营养液注入前，必须先行生理盐水灌注并确认管头位于肠管内。

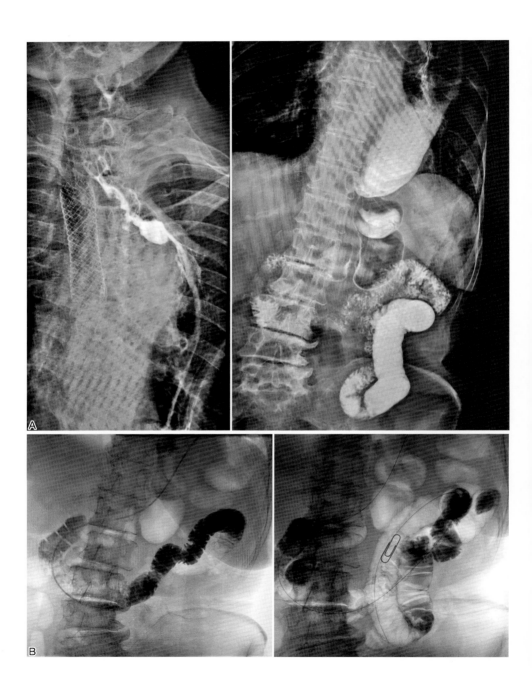

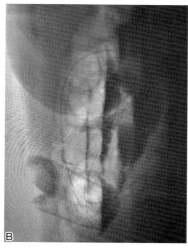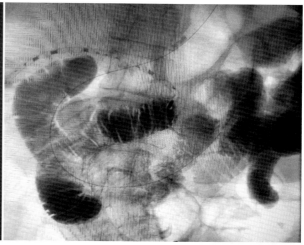

图 3-5-12 X 线引导下经皮空肠造口术

贲门癌术后，吻合口复发狭窄，病变范围大，气管受侵，气管支架置入，暂无食管支架置入适应证，患者无鼻饲营养管意愿，胸腔胃，拟行 X 线引导下经皮空肠造口术。A. 消化道造影明确残胃和空肠解剖及功能情况；B. DSA 引导下，导管与导丝配合，将导丝置入空肠近端，以导丝为参考物，定位穿刺点位置，后透视引导下穿刺固定腹壁及肠壁，而后引入造口管，再次经造口管造影明确置管位置及了解小肠蠕动情况。

6. 吻合口狭窄肠梗阻导管置入术 肠梗阻导管是近年来广泛应用于临床诊治肠梗阻的多腔引流管，对于单纯性粘连性肠梗阻具有重要的作用。对于小肠远端、回盲部及升结肠区域的恶性肿瘤术后粘连、复发导致的吻合口狭窄，由于传统的胃肠减压及灌肠效果有限，肠梗阻导管逐渐显露出其重要价值。3m 长的导管不仅可以深达小肠远端吸引减压，缓解梗阻症状，还可以利用其球囊扩张粘连狭窄的肠管，起到治疗作用。必要时，可以人工建立食管—胃—肠道—梗阻近端—导管回抽食物排泄循环肠内营养通路，为患者构建必要的肠内营养供给通路（图 3-5-13）。

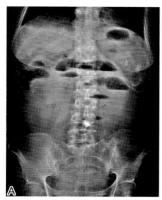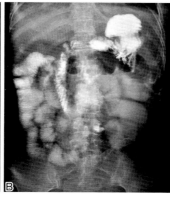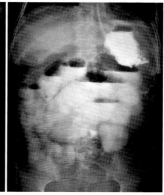

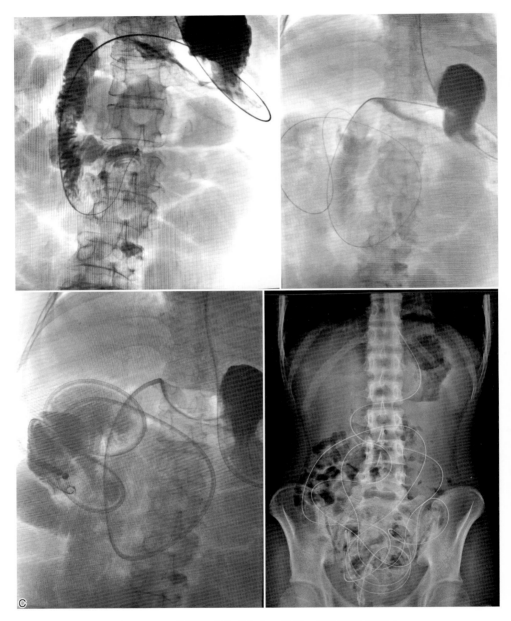

图 3-5-13　升结肠癌术后吻合口狭窄，肠梗阻导管置入

A. 升结肠癌术后复发，立位腹部 X 线片可见大量气液平面，考虑为肠梗阻；B. 消化道造影可见近端小肠蠕动功能良好，远端空回肠扩张；C. 给予经鼻肠梗阻导管置入，导管进入回肠，梗阻症状逐渐缓解，考虑梗阻不可能解决，建议可经口进食易消化、无渣流食，经导管回抽，人工构建肠梗阻导管回抽循环肠内营养通路。

二、术后吻合口瘘

瘘指人体内因发生病变而向外溃破所形成的管道，病灶里的分泌物由此瘘口流出。吻合口瘘是消化道病变术后最常见的严重并发症之一。文献报道，食管癌术后吻合口瘘的发生率为 8%～24%，病死率为 11.0%～35.7%，结直肠癌术后吻合口瘘发生率为 2.9%～10.2%。

（一）吻合口瘘的临床表现、诊断及治疗原则

不同部位的吻合口瘘临床表现不一，诊断主要依赖临床表现及影像学检查。患者一般临床表现为术后突发高热、局部感染及呛咳；胸部 X 线、CT 检查可见直接征象瘘口及间接征象包裹性积液或液气胸；消化道造影可见直接征象，即吻合口部位的瘘口及外漏的对比剂（图 3-5-14）；胃镜也是一种明确诊断的重要方法。若无创检查未能发现后壁小瘘口或局限的小瘘口，高度怀疑吻合口瘘的患者还可行胸腔穿刺，明确有无浑浊液体或是否含有食物残渣。

早诊断、早治疗是提高吻合口瘘治愈率的关键，但对于术后吻合口瘘的具体治疗措施，尚无统一的标准。

吻合口瘘的治疗原则：

1. 一旦确诊有吻合口瘘，即刻禁食、水，胃肠减压，控制肠内液分泌，预防性使用抗生素，静脉营养支持等。

2. 关键一，加强患者营养支持，提高机体免疫力。在静脉营养的基础上，快速建立肠内营养通路，实现肠内营养。

3. 关键二，保持瘘腔引流通畅，预防和控制感染。

4. 对于复杂的严重吻合口瘘，提倡外科手段干预下的"综合引流"方法。

5. 根据瘘口严重程度和患者全身状况，同时采取相应的综合对症治疗措施。

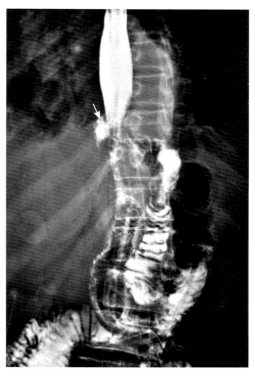

图 3-5-14　消化道造影示吻合口瘘

消化道碘对比剂造影可见吻合口旁对比剂外溢（箭头），瘘腔形成。

（二）不同类型的吻合口瘘肠内营养通路构建方式

吻合口瘘的治疗首先是禁食、水，可是没有足量的营养摄入，瘘口如何愈合？传统处理办法就是依赖肠外营养，即静脉输注营养液，这种办法营养补充费时费力，疗效一般，因此快速建立肠内营养通路变得尤为重要。目前，根据吻合口瘘的位置、瘘口大小、瘘腔深浅及侵及范围，通常选用介入技术指导下的营养通路构建方式。

1. 吻合口小的瘘腔　针对吻合口小的瘘腔，即小口浅腔，有两种营养通路构建方式可供选择。通常选用单纯鼻饲营养即可（图 3-5-15），短期内通过鼻饲营养管增加机体营养，3～4 周后造影证实瘘口愈合后拔管即可，简单、方便。另一种就是在患者要求较高的生活质量前提下，可以直接选用直径和长度适宜的覆膜支架置入封堵小瘘口（图 3-5-16），后经口和静脉给予足够营养及抗生素，4 周左右再取出支架，这种方式既能使瘘口快速愈合，又保证了经口进食。

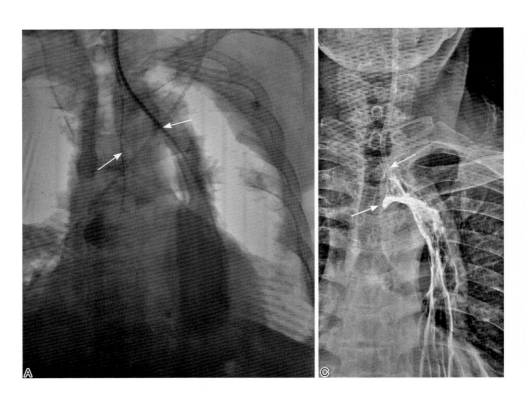

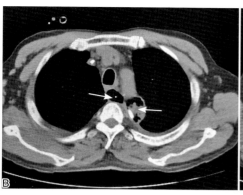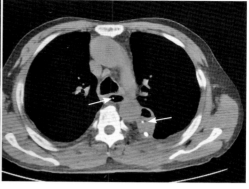

图 3-5-15 贲门癌术后吻合口瘘,鼻饲营养管和瘘腔外引流管置入

A. 消化道造影可见巨大吻合口 - 纵隔瘘腔(箭头);B. CT 示经鼻至瘘腔内、外引流管及经鼻空肠置入营养管(箭头);C. 禁食、水,瘘腔外引流,鼻饲肠内营养,4 周后复查造影显示吻合口瘘闭塞消失(箭头),吻合口通畅,可拔出鼻饲营养管,正常经口进食。

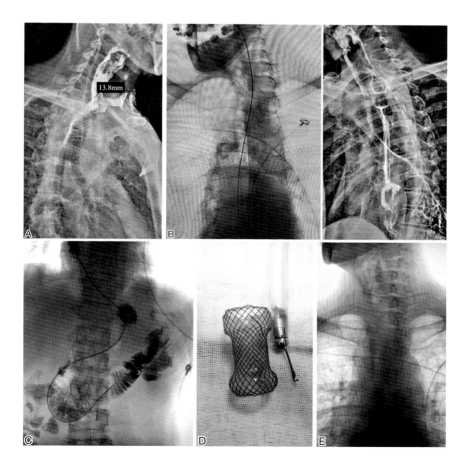

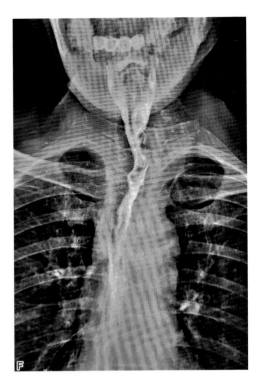

**图 3-5-16　贲门癌术后吻合口瘘，
覆膜支架置入**

A. 造影可见吻合口瘘；B. 吻合口覆膜支架置入，造影可见咽部功能紊乱；C. 即刻给予鼻饲空肠营养管置入；D、E. 1 个月后取出支架；F. 造影显示瘘口痊愈、消失，吻合口通畅，对比剂通过顺利。

2. 口小腔深的吻合口 - 纵隔瘘　对于口小腔深的吻合口 - 纵隔瘘，考虑瘘腔内脓液不易排出，瘘很难愈合，必须要各种介入手段综合应用，兼顾瘘腔外引流和肠内营养通路构建。目前临床主要采用 X 线引导下经鼻吻合口瘘腔置入引流管和鼻残胃管行双外引流，同时置入鼻空肠营养管行肠内营养，也就是临床常说的"三管法"，特别适用于瘘腔较深的食管 - 残胃吻合口瘘，效果良好，创伤小。颈部吻合口瘘主要采用外科切口引流、换药或经瘘口将引流管直接置入外引流即可。

吻合口瘘"三管法"介入治疗：结合前期影像学资料，特别是 CT 和消化道造影表现，在 X 线引导下将引流管经患者一侧鼻孔送入食管，待造影明确瘘口位置后，在导丝引导下将导管经瘘口插入瘘腔内。再次造影证实瘘腔大小、形态、深度及与胸腔的关系后，给予进一步留管处理。为了保持吻合口瘘区的干燥，需留置鼻残胃减压外引流管持续负压吸引。另外，最重要的还是要保证充足的肠内营养支持，即进行鼻空肠营养管置入术，为避免反流，要求管头的位置一定超过十二指肠悬韧带并尽量深一些（图 3-5-17）。对于不能耐受鼻腔多管的患者，可以推荐改鼻饲为 X 线引导下经皮空肠造口术（见图 3-5-12）。

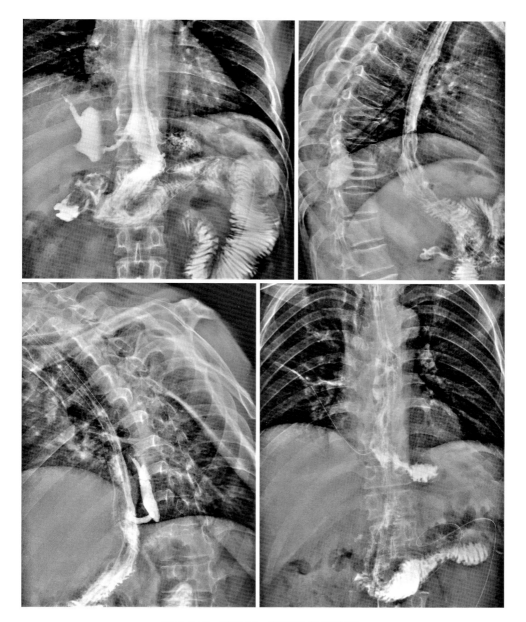

图 3-5-17 吻合口 - 纵隔瘘"三管法"

造影可见明显吻合口 - 纵隔瘘，将外引流导管经鼻引入纵隔瘘内，造影显示瘘腔大小、深度，同时经鼻置入吻合口旁减压管及经鼻置入空肠营养管，营养管的管头一定超过十二指肠悬韧带并足够深。

3. 吻合口-胸腔瘘和吻合口-气管瘘　为了实现经口进食这种最佳的肠内营养通路，封堵瘘口理论上讲是最佳的方法，但问题是瘘口封闭后瘘腔感染如何处理，因此必须要综合分析，只有存在其他引流的前提下才能选择，通常不作为首选方法。当发生吻合口-胸腔瘘或吻合口-气管瘘时，由于存在或可以创造其他外引流渠道，此时瘘口封堵术成为可能。

（1）吻合口瘘"四管法"介入治疗：针对吻合口-胸腔瘘和吻合口-纵隔瘘深腔，实现肠内营养通路构建和治疗的方法可以在"三管法"的基础上再加1根胸腔或纵隔外引流管，我们称之为"四管法"（图3-5-18）。

（2）吻合口瘘覆膜支架置入封堵术：理论上讲覆膜支架置入后即可膨胀堵塞瘘口，阻止唾液及胃液经吻合口瘘流入胸腔，减轻对胸腔的污染，有利于脓胸的控制，同时尽早恢复经口进食，实现肠内营养，全身营养状况在短时间内得到改善，缩短瘘口愈合时间。这对于小瘘口、瘘口附近条件及患者本身基本情况适合的患者无疑是一种好的办法。覆膜金属支架已成功地用于低风险病例的食管癌、恶性食管瘘、医源性食管损伤的治疗，然而其长期疗效受到质疑。另外，胸

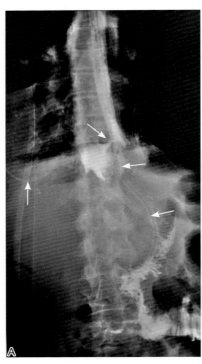
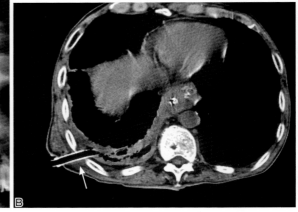

图 3-5-18　吻合口-胸腔瘘"四管法"

A. 在经鼻空肠营养管、瘘腔外引流管及吻合口旁引流管的基础上，增加了经胸壁胸腔引流管（箭头）；B. CT 可见外引流管及瘘腔（箭头）。

内食管 - 胃吻合口瘘发生后，多种致病菌混合感染形成腐败性脓胸，患者往往有严重的中毒症状。病灶不易局限，单纯支架置入的效果不佳。此时保持瘘口开放清洁，结合持续负压吸引，充分引流尤为重要。此外，由于吻合口区不易固定支架，支架移位、覆盖瘘口封堵不全、支架再取出等均是问题。因此，目前临床工作中吻合口瘘覆膜金属支架封堵术应用较少。但在保证充分的纵隔、胸腔外引流或气管通畅的情况下，吻合口瘘覆膜支架置入封堵术在巨大的食管 - 纵隔瘘、食管 - 胸腔瘘及食管 - 气管瘘的治疗中仍具有一定的意义（图 3-5-19）。

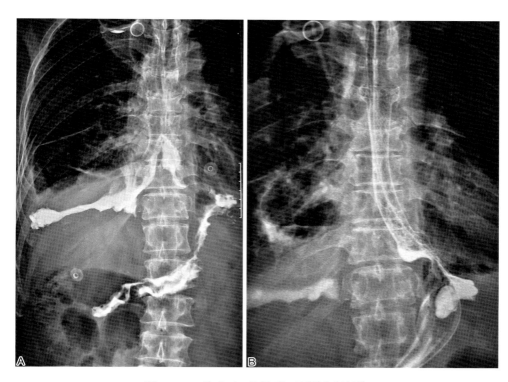

图 3-5-19　吻合口 - 胸腔瘘，覆膜支架封堵

A. 食管造影可见巨大的食管 - 胸膜腔瘘及瘘腔，残胃及空肠显影良好；B. 在穿刺胸腔引流的基础上，置入食管覆膜支架压闭瘘口，口服对比剂示瘘口消失，贴壁良好，同时经鼻置入空肠营养管持续肠内营养。

（3）吻合口瘘口组织胶封堵术：首先行胸腔引流，积极给予常规治疗，控制感染和加强营养。在胸腔感染控制的情况下，于 X 线透视下找到瘘口，5Fr 导管深入瘘口内，先用生理盐水冲洗瘘口，接着用碘对比剂在透视下进行造影，观察窦道形状、大小、长度，再用庆大霉素、甲硝唑加地塞米松混合液冲洗窦道，后在胃镜直视下将事先制成的胶囊对准瘘口送入窦道内，紧接着用导管对准瘘口注入医用生物蛋白胶，同时缓慢退出导管直至瘘口周围被乳白色胶状物质完全填充封闭。有报道单独应用生物蛋白胶对胸内吻合口瘘进行封堵，有一定疗效。一般封堵后要观察胸腔引流液性状及量的变化，1周后行碘对比剂造影检查验证瘘口愈合情况。有愈合趋势、瘘口缩小者可重复操作。

（4）吻合口瘘内镜下钛夹夹闭术：Rodella 及其同事进行了数例内镜下金属夹夹闭吻合口瘘的尝试，获得了成功。胃镜直视下用金属钛夹夹闭吻合口瘘，治疗 24h 后接受上消化道造影检查确定夹闭的疗效，决定是否需要进一步处理。目前该方法临床应用较少，有待进一步验证。

4. 严重食管 - 胃吻合口瘘的综合引流法 在临床上对于治疗复杂的食管吻合口瘘的传统引流方式为胸腔闭式引流 + 胃肠减压 + 十二指肠营养管的"三管法"，若纵隔受到污染，则给予纵隔引流，即"四管法"。而对复杂食管吻合口瘘，由于破裂口较大，组织充血水肿、坏死明显且胸腔、纵隔感染严重，传统的引流方式远远不够，为了达到充分引流的目的，在传统的引流方式基础上采用外科干预下的"综合引流法"。

综合引流法具体方法：

（1）放置 T 管于食管腔内自胸壁引出，这样可保证食管修补处腔内的清洁，使修补的裂口尽快得到愈合，而贴近膈肌走行的 T 管 1 周后可以形成窦道，再换细管，使窦道逐渐愈合。

（2）放置纵隔引流管于裂口修补处周围，引流胸腔渗出液，保持修补食管腔外清洁、干燥，有利于组织愈合。

（3）于 T 管上、下端各放置多侧孔胃管 1 根，防止唾液下行或反流的胃液污染伤口，进一步确保局部清洁、干燥。

（4）于膈肌顶放置引流管保持胸腔清洁，于胸膜顶放置胸腔引流管，既可充分引流消灭残腔，又便于冲洗胸腔。

（5）放置胃管和十二指肠营养管。

（6）胃管、胸腔引流管、纵隔引流管、T 管根据引流情况均可加负压吸引，以保证充分引流。

上述操作看似复杂，但实际操作简单，难度很小。与传统引流法相比，综合引流法增加了食管 T 管引流、双重多侧孔胃肠减压管引流。通过多管齐下，达到胸腔、纵隔和食管破裂口周围充分引流的目的。在肠外营养的基础上积极实现肠内营养，对于患者的恢复能起到意想不到的作用。

5. 结直肠癌切除术后吻合口瘘的介入治疗 结直肠癌术后吻合口瘘是比较常见和严重的并发症，其发生率为 2.9% ~ 10.2%，好发生在使用吻合器的直肠术后，距肛缘越近，越易发生，其原因可能是游离直肠反复牵拉损伤肠管或是切除过多的直肠系膜而影响直肠残端的血供及局部吻合口张力过大。

治疗方法：首先保持引流通畅，介入引导下瘘腔置管充分外引流；合并有吻合口狭窄的患者可经肛门置入覆膜金属支架，封堵瘘口，并扩张狭窄的肠管。目前，手术治疗仍是结直肠术后吻合口瘘重要的治疗手段，尤其对于合并急性弥漫性腹膜炎者。直肠-阴道瘘、直肠-尿道瘘患者的处理非常棘手，保守治疗无效、继发阴道和尿道感染者必须积极采取手术治疗。

（杨　光　周志国）

第六节
胃肠道功能异常

人体胃肠道功能受神经、内分泌系统协同支配、调节，由于它拥有的神经细胞数量仅次于中枢神经，故对外界刺激十分敏感，众多能够影响自主神经功能的异常刺激如手术创伤、心理压力过大、情绪紧张、过度劳累、情绪出现较大波动等都有可能导致胃肠蠕动减慢或亢进，消化液分泌减少或增多，出现食欲下降、上腹不适、饱胀、嗳气、恶心、呕吐等消化不良症状。临床工作中经常遇到食管癌手术导致器质性的迷走神经损伤，术后出现残胃蠕动减弱，甚至术后胃瘫综合征。

一、胃肠道功能异常性营养不良

营养不良通常指因摄入不足、吸收不良或过度损耗营养素造成的机体营养不足，长期营养不良可能导致饥饿甚至死亡。胃肠道功能减弱所致胃肠蠕动及分泌、吸收功能异常，长期会引起生长发育迟缓，脏器功能下降，肠道结构和屏障功能损伤，免疫功能降低，伤口愈合力降低，手术并发症发生与增加，延长患者的住院时间，增加患者的医疗费用。当患者由于胃肠道功能减弱引发营养不良时，应及时给予患者原发病治疗和营养支持，包括肠外营养、鼻饲营养管置入肠内营养、心理辅导、中医针灸治疗等，使患者临床预后得到及时的改善。

二、营养不良性胃肠道功能异常

胃肠道功能异常影响了食物的消化和营养的吸收，日久就会引起机体营养不良。反之，如果机体营养不良未得到及时纠正，胃肠道平滑肌由于缺乏能量，蠕动功能将进一步减弱，分泌功能、吸收功能也将进一步降低，严重者出现营养不良性胃肠功能异常，甚至胃肠不蠕动，出现肠梗阻，类似于肠麻痹。

三、肠内营养与肠外营养合理、适时的互补应用

我们更多关注胃肠道功能异常性营养不良，而忽略了营养不良性胃肠道功能异常。很多肿瘤晚期患者由于没有被给予及时、合理、足够的营养支持治疗，营养严重不足，甚至处于恶病质状态。此时患者不能正常进食的原因多归属于营养不良性胃肠道功能异常。由于胃肠消化道吸收功能未被唤醒且长期不接触食物，此时，一味单纯输注肠内营养液，往往会加重腹痛、腹胀的临床症状，有时危及患者生命。因此，这种情况下需要合理、适时地给予患者肠外营养与肠内营养互补应用。一定要首先给予肠外营养，逐渐恢复患者体力和胃肠道基础功能后，再慢慢由少到多适时增加肠内营养，最后实现肠内营养为主或全肠内营养。

（一）肠外营养

肠外营养是从静脉内供给营养作为胃肠道功能障碍或衰竭者的营养支持方法，分为全肠外营养和部分肠外营养。全部营养从肠外供给，称为全胃肠外营养（total parenteral nutrition，TPN）。肠外营养的途径分为周围静脉输注和中心静脉输注。合理的静脉输注途径和良好的输注技术是肠外营养的必要保证。

1. 肠外营养常见适应证

（1）胃肠道梗阻。

（2）胃肠道吸收功能障碍：①短肠综合征：广泛小肠切除＞70%；②小肠疾病：免疫系统疾病、肠缺血、多发肠瘘；③放射性肠炎；④严重腹泻、顽固性呕吐＞7d。

（3）重症胰腺炎：先输液抢救休克或多器官功能障碍综合征（multiple organ disfunction syndrome，MODS），待生命体征平稳后，若肠麻痹未消除、无法完全耐受肠内营养，则属肠外营养适应证。

（4）高分解代谢状态：大面积烧伤、严重复合伤、感染等。

（5）严重营养不良：蛋白质-能量营养不良常伴胃肠功能障碍，无法耐受肠内营养。

2. 肠外营养多用于短期治疗

（1）大手术、创伤的围手术期：营养支持对营养状态良好者无显著作用，相反可能会使感染等并发症的风险增加，但对于严重营养不良患者可减少术后并发症。严重营养不良者需在术前进行营养支持7~10d；预计大手术后5~7d胃肠功能不能恢复者，应于术后48h内开始肠外营养支持，直至患者能有充足

的肠内营养或进食量。

（2）肠外瘘：在控制感染、充分和恰当的引流情况下，营养支持已能使过半数的肠外瘘自愈，确定性手术成为最后一种治疗手段。肠外营养支持可减少胃肠液分泌及瘘的流量，有利于控制感染，改善营养状况，提高治愈率，降低手术并发症发生率和死亡率。

（3）炎症性肠病：克罗恩病、溃疡性结肠炎、肠结核等患者处于病变活动期，或并发腹腔脓肿、肠瘘、肠道梗阻及出血等，肠外营养是重要的治疗手段。肠外营养可缓解症状、改善营养，使肠道休息，利于肠黏膜修复。

（4）严重营养不良的肿瘤患者：对于体重丢失≥10%（平时体重）的患者，应于术前7～10d进行肠外或肠内营养支持，直至术后改用肠内营养或恢复进食为止。

（二）肠内与肠外营养区别点

1. 肠内营养是通过口服、鼻饲及瘘管进入胃肠道进行消化与吸收来补充营养；肠外营养是通过静脉血液循环来补充营养。

2. 肠内营养相对较全面、均衡；肠外营养补充的营养素较单一。

3. 肠内营养一般可以长期使用；肠外营养只能在特定的短期内使用。

4. 肠内营养长期使用可改善胃肠道功能，增强体质，改善各项生理功能；肠外营养长期使用可导致胃肠道功能衰退，引起各项生理功能的紊乱。

5. 肠内营养的费用相对低；肠外营养的费用较高。

6. 肠内营养并发症少，相对安全；肠外营养并发症多。

（三）肠内营养的优点

1. 提供安全、均衡、符合生理需要的各种营养素和微量元素，改善患者整体营养状况。

2. 直接营养胃肠道，有效维护消化系统正常生理功能。

3. 保护胃肠黏膜屏障作用，预防细菌移位。

4. 促进免疫球蛋白和胃肠道激素的分泌，提高机体免疫力，减少术后感染和并发症的发生。

5. 降低高分解代谢，改善氮平衡。

6. 从经济卫生学角度考虑，医疗花费更低。

如果患者营养状况好转，病情允许，应尽早由肠外营养转为肠内营养，有助于改善患者长期的营养状况及预后。肠内营养与肠外营养适时、科学的互补应用在晚期肿瘤的营养治疗中至关重要。

（杨　凯　杨　光）

---第七节---
神经原因导致进食困难

一、运动神经元病

运动神经元病（MND）是累及脊髓前角细胞、脑干运动神经元以及锥体束的神经变性疾病，其慢性起病，呈进展性加重。发病机制目前尚不完全清楚，著名科学家霍金即是 MND 患者。

MND 包括以下 4 种常见类型：

1. 肌萎缩侧索硬化（amyotrophic lateral sclerosis，ALS）型 临床最常见，上、下运动神经元皆受累。起病隐匿，逐渐进展，该病首发症状常不对称，部位局限，病情渐渐发展，会累及肢体肌及呼吸肌。其预后不良，多死于并发症。

2. 进行性肌萎缩型 多以肢体远端局灶性不对称的下运动神经元起病，逐渐向邻近部位扩展。呼吸肌、躯干肌等部位不常累及。

3. 进行性延髓麻痹型 患者常出现构音障碍、吞咽困难以及其他脑干神经核团损伤的表现。

4. 原发性侧索硬化型 较为少见，上运动神经元受累。主要表现为下肢无力，出现行走困难。

临床检查包括：①神经电生理检查——肌电图检查：肌电图检查不可或缺，脑干、颈胸腰髓等四大部位至少出现 2 个部位异常，脑干支配肌肉至少出现 1 处病变；②神经影像学检查：神经影像学检查有助于排除其他疾病，有助于区别运动神经元病与脊髓、颅底疾病，磁共振成像不可或缺，可以帮助鉴别上运动神经元病；③常规实验室检查：目前关于实验室检查方面，并没有诊断的"金标准"，主要的检查目的是运动神经元病的鉴别诊断；④肌肉活检：肌肉活检可作为区别其他肌病的手段。1994 年 EI Escorial 最早提出诊断标准，2012 年我国提出了肌萎缩侧索硬化诊断标准。总之，目前关于运动神经元病的诊断并无"金标准"，主要通过临床表现、电生理、实验室检查、影像学检查来综合判断。临床工作中，需要结合多种方法，联合作出评估。

MND 的治疗比较复杂，无特效药物，主要是对症治疗。早期吞咽困难的治疗主要是对于食物黏稠度调整和训练吞咽功能。随着病情加重，患者最终丧失吞咽功能，严重影响到患者的生命。如何长期维持肠内营养成为治疗的关键，经鼻胃肠管饲应用最为常见，临床显示经皮胃造口能够明显延长患者的生存期。

二、贲门失弛缓症痉挛狭窄

贲门失弛缓症又称贲门痉挛，是由食管神经功能障碍引起的病症，临床主要表现为食管下端与胃结合部括约肌痉挛，吞咽时不松弛，食物入胃受阻，表现为咽下困难。本病男性多于女性，青年人多见，一般病史较长，患者常伴有情绪化面容，体弱消瘦。内镜检查和食管造影均可明确诊断。特别是消化道造影表现具有特征性改变，表现为贲门闭塞，食管下段扩张，对比剂滞留，食管下端呈边缘光滑的"鸟嘴"样改变（图3-7-1）。贲门梗阻造成食物不能进入胃内，出现严重的营养不良。目前，内镜下括约肌环切为主流治疗手段，外科手术切除修补术已经很少应用。对于老年人或不愿意选择内镜环切的患者，球囊扩张也不失为一种理想的办法。也有研究者采用短期贲门支架置入，改善进食并持续支架扩张，3~4周后再取出支架，观察扩张疗效良好，结果有待大样本证实。

治疗方法主要包括：

1. 药物治疗　药物治疗可以暂时缓解症状，但不能从根本上消除疾病。

2. 内镜下肉毒毒素注射治疗　内镜下肉毒毒素注射治疗主要是将A型肉毒毒素注射到食管下括约肌（lower esophageal sphincter，LES）内，可降低LES压力，改善食管排空，明显减轻患者症状。这种治疗方法曾广泛应用于临床，但研究显示短期复发率可超过50%，目前仅应用于无法手术或球囊扩张者及经手术或球囊扩张治疗后复发者。

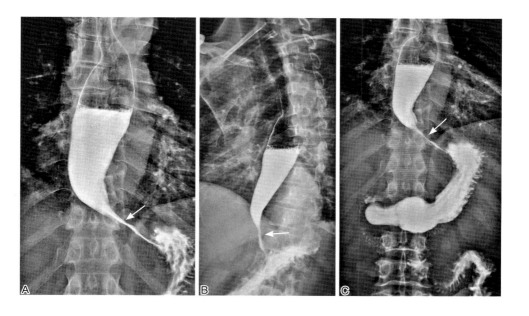

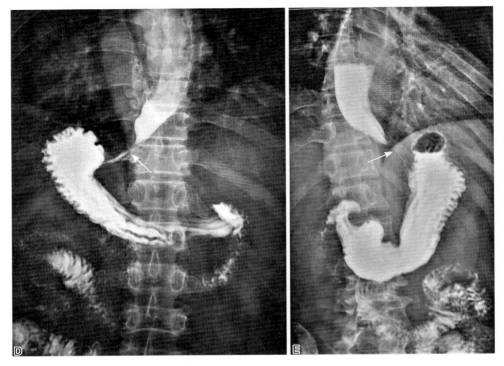

图 3-7-1　贲门失弛缓症消化道造影表现

A. 站立正位可见贲门狭窄，呈"鸟嘴"样（箭头），近段食管扩张；B. 斜位表现（箭头）；C. 仰卧位表现；D. 俯卧位表现（箭头）；E. 站立位表现（箭头），胃及小肠显影良好，蠕动功能正常。

3．DSA 引导下球囊扩张术　球囊扩张是用外力进行扩张失弛缓的括约肌的物理性治疗，扩张使肌纤维断裂，有效率可达 60% ～ 85%，75% 的患者一次扩张可维持 5 年以上。球囊扩张的优点是症状缓解效果可观，同时能避免侵入性手术治疗所带来的风险，但易出现穿孔。目前所需的球囊直径尚未达成共识，3.0cm 的球囊被认为是治疗贲门失弛缓症较为安全、有效的选择。总的来说，球囊扩张治疗贲门失弛缓症相对安全，较肉毒毒素注射远期疗效好，被认为是最有效的非手术治疗贲门失弛缓症的方法（图 3-7-2）。

4．手术治疗　腹腔镜下 Heller 肌切开联合胃底折叠手术为外科治疗贲门失弛缓症的常用术式，主要是切开贲门狭窄处的食管肌肉，以解除梗阻，同时可解决传统 Heller 手术常见的食管反流问题。短期有效率可达 90% ～ 94%，但存在手术创伤大、风险高、住院时间长等问题。

5．经口内镜食管下括约肌切开术（peroral endoscopic myotomy，POEM）
POEM 是一种内镜下治疗贲门失弛缓症的微创手术方式，Inoue 等于 2010 年首

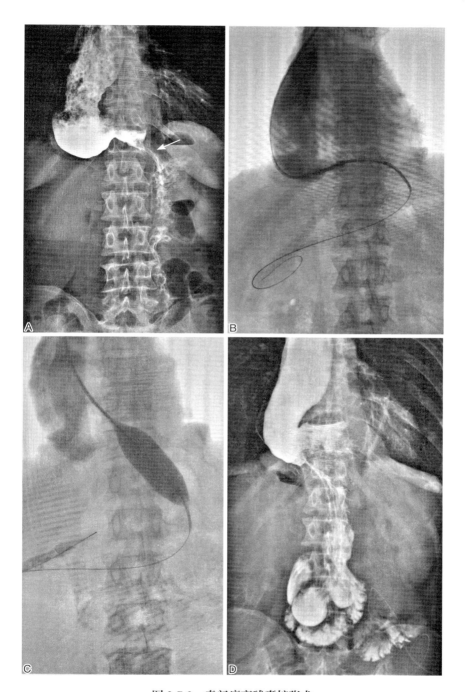

图 3-7-2 贲门痉挛球囊扩张术

A. 贲门痉挛、狭窄（箭头）；B. DSA 透视下经口球囊置入狭窄部位；C. 球囊持续加压扩张狭窄部位；D. 扩张后再次造影可见对比剂通过，较前好转。

次报道，引起了国内外内镜专家的高度重视。具体手术步骤：①于食管黏膜下注射靛洋红盐水，开窗后，沿黏膜下层向下潜行分离，建立黏膜下层"隧道"；②自上而下行环形肌切开；③反复冲洗"隧道"，关闭"隧道"入口。POEM手术相较于外科 Heller 手术，具有创伤小、费用低、并发症少、住院时间短等优点，且治疗效果可靠，越来越受到消化内科医师的重视，已经成为我国治疗贲门失弛缓症的首选方式。

6. 改良 POEM　我国学者刘冰熔在大量手术操作的基础上提出了改良POEM 方案，被称为"Liu-POEM"。但目前此种术式现世时间较短，其临床效果和远期并发症仍需进一步检验。

总之，随着医疗技术水平的发展，贲门失弛缓症的治疗也越来越科学、有效，越来越多的患者因此获益。

三、其他神经系统疾病

吞咽功能障碍是神经系统疾病患者普遍存在的问题，但临床工作中常被忽视。任何外伤、炎症、感染、免疫或老年性改变引起的中枢和外周神经系统疾病都会对吞咽功能产生一定的影响。虽然脑卒中、神经肌肉退行性疾病、痴呆症等发病原因不尽相同，但都可能导致吞咽功能障碍。

1. 脑卒中致吞咽障碍　吞咽困难是脑卒中后常见的并发症，据统计发病率高达 78%。吞咽困难的发生不但增加住院时长，而且增加死亡风险。吞咽障碍一般发生于脑卒中急性期，半数患者（不包括死亡患者）第 1 周内可自行恢复，累及大脑半球的卒中所引起的吞咽困难发生率要小于累及脑干所引起的吞咽障碍，而吞咽障碍的恢复则与受损神经的功能恢复及代偿相关。吞咽困难治疗目的主要是训练口部感觉、口部运动和防误吸，同时根据食物黏稠度评估误吸风险，其间需保障足够的营养需求。急性期和短期内可以给予肠外营养，如果患者需长期治疗，则要适时改为肠内营养。

2. 帕金森病伴吞咽障碍　帕金森病（Parkinson disease，PD）是一种常见的进行性运动迟缓性疾病，发病率约为 13/10 万，发病年龄中位数为 60 岁，最常见的死亡原因为吸入性肺炎。其病理生理机制为黑质多巴胺能神经元变性死亡。资料显示，越来越多的治疗方式可供帕金森病患者选择，但是药物治疗的开关效应制约了吞咽障碍的管理，例如传统药物治疗时，因为药物作用时间有限、药效随时间衰减，所以两次用药期间可能出现吞咽功能下降，因此在药物作用敏感期吞咽活动是更安全的，在药效下降或消失的时间，误吸风险大大增加。此外，帕金森病患者容易疲劳，这也是增加误吸风险的一个原因。

3．痴呆症　研究显示，阿尔茨海默病的患病率在 65 岁以后每 5 年增加 1 倍，85 岁以后的患病率可高达到 50%。阿尔茨海默病或其他疾病导致的痴呆往往呈进行性发展且很难治愈，这种痴呆症状最终导致严重的认知障碍甚至死亡。在痴呆的晚期，患者会出现吞咽困难。通常情况下，痴呆症患者吞咽过程减缓，缓慢吞咽不仅增加了进食时间，也增加了营养不良的风险，导致痴呆患者体重进一步减轻、对喂养依赖增加等。痴呆、吞咽困难和相关的喂养障碍均可导致营养缺乏，间接引起肺炎和死亡。因此，我们要重视痴呆患者的营养支持，鼻饲、经皮胃造口等简单、方便的营养通路构建介入技术显得十分重要。

（朱丽娜　杨思源）

—第八节—

其他原因导致进食困难

除了前面章节讲述的原因外，药物、精神心理、疼痛、肿瘤等因素同样也会导致患者不能进食或厌食。

一、药物因素

食欲不振、恶心、呕吐是肿瘤化疗患者最常见的不良反应。呕吐不仅增加了患者的痛苦，而且使生活质量下降，严重者影响正常治疗和营养摄入。

二、精神与心理等因素

焦虑和抑郁障碍是常见的精神心理问题，多伴有十分突出的躯体不适症状。消化系统症状是最常见的躯体症状之一，其中以食欲下降、进食障碍（eating disorder）及便秘最常见。食欲下降有时可呈厌食状，重者造成严重营养不良。进食障碍主要指以反常的摄食行为和心理紊乱为特征，伴发显著体重改变或生理功能紊乱的一组综合征，是典型的心理障碍。近年来其患病率不断提高，患者常因营养不良而产生多种躯体并发症，甚至因多器官功能衰竭而死亡。其中，神经性厌食症病死率高达 5%～10%。因此，该病严重影响着越来越多的青少年，尤其是年轻女性的身心健康，已成为当今社会越来越严重的公共卫生问题，亟须防治。

三、癌性厌食

癌性厌食是指恶性肿瘤患者进行性消瘦的综合征，主要症状包括厌食、早饱、肌力软弱、体重下降等，是多数进展期恶性肿瘤患者的共性表现，最终形成恶病质状态，导致癌症患者死亡。其发病机制可能是恶性肿瘤患者异常内分泌影响下丘脑摄食活动的调节，进而引起患者厌食行为。这提示我们在积极治疗原发病的基础上，要高度重视肿瘤晚期患者的营养支持治疗。

四、疼痛因素

疼痛是晚期肿瘤患者最常见的症状之一，常给患者带来极大的痛苦，严重影响患者的生活质量及心理状态。患者常因剧烈疼痛而进食减少甚至拒绝进食，继而引起体重下降、免疫力降低等一系列营养不良问题。

对于上述各种原因导致营养不良的患者，均可采用鼻饲、造口等介入微创方式给予胃肠内营养支持，帮助患者尽快恢复健康。

（荣小翠　张　静）

参考文献

[1] 胡坚. 食管癌营养治疗[M]. 杭州: 浙江大学出版社，2016: 115-121.

[2] 吕家华，李涛，谢丛华，等. 食管癌放疗患者肠内营养专家共识[J]. 肿瘤代谢与营养电子杂志，2015（4）: 29-32.

[3] ARENDS J, BODOKY G, BOZZETTI F, et al. ESPEN guidelines on enteral nutrition: Non-surgical oncology[J]. Clin Nutr, 2006, 25(2): 245-259.

[4] ELIA M, VAN BOKHORST-DE VAN DER SCHUEREN M A, GARVEY J, et al. Enteral (oral or tube administration) nutritional support and eicosapentaenoic acid in patients with cancer: A systematic review[J]. Int J Oncol, 2006, 28(1): 5-23.

[5] 官廷华，姜建青，俞永康. 早期肠内营养支持在食管癌术后患者中的临床应用[J]. 实用医院临床杂志，2017，14（4）: 217-218.

[6] 刘昕，章春芝，张丽美，等. 老年食管癌患者术后给予早期肠内营养支持的临床效果和对免疫功能的影响[J]. 中国食物与营养，2018，24（10）: 58-60.

[7] 中华医学会肠外肠内营养学分会. 肿瘤患者营养支持指南[J]. 中华外科杂志，2017，55（11）: 801-829.

[8] 石汉平，许红霞，林宁，等. 营养不良再认识[J]. 肿瘤代谢与营养电子杂志，2015（4）: 1-5.

[9] 刘晓梅，张瑾熔，阿衣古丽·哈热，等. 食管癌同步放化疗后营养风险因素分析[J]. 重庆医学，2016，45（12）: 1656-1658.

[10] 王俊，李芝，甄福喜，等. 食管癌术中营养管的放置及围术期营养支持[J]. 中国肿瘤临床，2014（23）：1503-1506.

[11] WANG G C, CHEN H B, LIU J, et al. A comparison of postoperative early enteral nutrition with delayed enteral nutrition in patients with esophageal cancer[J]. Nutrients, 2015, 7(6): 4308-4317.

[12] 韩东景，赵楠，李伟，等. 食管癌患者术前营养不足和营养风险发生率及临床营养支持现状调查[J]. 中华肿瘤防治杂志，2013，20（16）：1274-1278.

[13] MANBA N, KOYAMA Y, KOSUGI S I, et al. Is early enteral nutrition initiated within 24 hours better for the postoperative course in esophageal cancer surgery?[J]. J Clin Med Res, 2014, 6(1): 53-58.

[14] PENG J, CAI J, NIU Z X, et al. Early enteral nutrition compared with parenteral nutrition for esophageal cancer patients after esophagectomy: A meta-analysis[J]. Dis Esophagus, 2016, 29(4): 333-341.

[15] 石汉平，许红霞，李苏宜，等. 营养不良的五阶梯治疗[J]. 肿瘤代谢与营养电子杂志，2015（1）：29-33.

[16] 中国抗癌协会肿瘤营养与支持治疗专业委员会. 中国肿瘤营养治疗指南[M]. 北京：人民卫生出版社，2015.

[17] 石汉平，凌文华，李薇. 肿瘤营养学[M]. 北京：人民卫生出版社，2012.

[18] UNSAL D, MENTES B, AKMANSU M, et al. Evaluation of nutritional status in cancer patients receiving radiotherapy: A prospective study[J]. Am J Clin Oncol, 2006, 29(2): 183-188.

[19] 刘浩，黄娟，岑小波. 恶性食管气管瘘23例临床分析[J]. 西部医学，2008，20（4）：720, 722.

[20] SHIN J H, KIM J H, SONG H Y. Interventional management of esophagorespiratory fistula[J]. Korean J Radiol, 2010, 11(2): 133-140.

[21] GERNDT S J, ORRINGER M B. Tube jejunostomy as an adjunct to esophagectomy[J]. Surgery, 1994, 115(2): 164-169.

[22] PONSKY J L, GAUDERER M W. Percutaeous endoscopic gastrostomy: A nonoperative technique for feeding gastrostomy[J]. Gastrointest Endosc, 1981, 27(1): 9-11.

[23] 欧希龙，刘松娇，邱海波，等. 经皮胃镜下胃和小肠造瘘术[J]. 中国内镜杂志，2007，13（3）：249-251.

[24] 何发明，徐昉，刘景仑，等. 经皮内镜下胃空肠造瘘术并发症的发生原因及预防[J]. 中国急救医学，2008，28（9）：857-858.

[25] DELANY H M, CARNEVALE N, GARVEY J W, et al. Postoperative nutritional support using needle catheter feeding jejunostomy[J]. Ann Surg, 1977，186（2）：165-170.

[26] 吴晓燕，鲁铭，田辉. 食管癌患者术后经空肠造瘘管肠内营养的疗效观察[J]. 中国肿瘤临床，2014（23）：1510-1511.

[27] 汪志明，任建安，吴素梅，等. 胃镜下放置鼻空肠导管的临床应用[J]. 中华胃肠外科杂志，2002，5（3）：200.

[28] 汪志明，江志伟，邹志英，等. 经皮内镜下胃/空肠造口术在家庭肠内营养支持患者的应用[J]. 医学研究生学报，2007，20（11）：1123-1125.

[29] VIRIZUELA J A, CAMBLOR-ÁLVAREZ M, LUENGO-PÉREZ L M, et al. Nutritional support and parenteral nutrition in cancer patients: An expert consensus report[J]. Clin Transl

Oncol, 2018, 20(5): 619−629.

[30] BAKER M L, HALLIDAY V, ROBINSON P, et al. Nutrient intake and contribution of home enteral nutrition to meeting nutritional requirements after oesophagectomy and total gastrectomy[J]. Eur J Clin Nutr, 2017, 71(9): 1121−1128.

[31] DONOHOE C L, HEALY L A, FANNING M, et al. Impact of supplemental home enteral feeding postesophagectomy on nutrition, body composition, quality of life, and patient satisfaction[J]. Dis Esophagus, 2017, 30(9): 1−9.

[32] 廖有祥，汤恢焕，刘庆武，等．胃癌手术后胃瘫综合征的多因素分析[J]．中国普通外科杂志，2008，17（4）：318−321.

[33] 张跃，刘平生．食管癌和胃癌术后胃瘫16例诊治体会[J]．中国肿瘤临床与康复，2007，14（5）：459−460.

[34] 秦艳萍，杨勇，任波，等．胃癌术后胃瘫的营养治疗体会[J]．医药前沿，2012（31）：290.

[35] 文刚，何磊，涂从银，等．胃癌术后胃瘫患者经胃镜空肠置管行全肠内营养支持的效果[J]．中华临床营养杂志，2013，21（2）：115−117.

[36] 杨仁杰，张宏志，黄俊，等．被覆支架成形术在食管癌姑息治疗中的应用[J]．中华放射学杂志，1995，29（7）：461−464.

[37] 韩新巍，吴刚，高雪梅，等．食管−胃吻合口严重瘢痕性狭窄大球囊过度扩张治疗[J]．介入放射学杂志，2005，14（2）：160−162.

[38] 程英升，杨仁杰，尚克中，等．暂时性内支架治疗食管良性狭窄疗效分析[J]．介入放射学杂志，1999（1）：34−36.

[39] 凌永志，牛连夫，王峰．介入治疗食管癌术后吻合口瘘及狭窄的临床价值[J]．临床和实验医学杂志，2007，6（6）：44−45.

[40] 王厚峋，库尔班，方公贤，等．纤维内窥镜扩张治疗食管胃吻合口狭窄66例经验[J]．中华胸心外科杂志，1997，13（2）：101−102.

[41] 戎铁华，刘广森，黄植蕃，等．食管癌和贲门癌术后吻合口狭窄的外科治疗[J]．癌症，1995（4）：280−282.

[42] 娄雪磊，寇志平，闫瑞香．X线下球囊导管扩张术治疗食管胃吻合口狭窄[J]．河南外科学杂志，2006，12（5）：8−9.

[43] 程英升，李明华，庄奇新，等．上胃肠道良性狭窄的介入治疗随访研究和评价[J]．中华放射学杂志，2001，35（10）：771−775.

[44] 崔进国，孙兴旺，王秀英，等．金属内支架在良性食管狭窄中的应用——动物实验和临床应用研究[J]．中华放射学杂志，1999，33（8）：553−557.

[45] 中国抗癌协会食管癌专业委员会．食管癌规范化诊治指南[M]．北京：中国协和医科大学出版社，2011：125−131.

[46] 刘奎．食管吻合口瘘诊疗进展[J]．医学综述，2012，18（8）：1191−1194.

[47] 李小平，刘一胜，朱正奎，等．三管法治疗食管贲门癌术后吻合口漏的回顾性分析[J]．中国现代医学杂志，2009，19（8）：1265−1267.

[48] DAI Y Y, GRETSCHEL S, DUDECK O, et al. Treatment of oesophageal anastomotic leaks by temporary stenting with self−expanding plastic stents[J]. Br J Surg, 2009, 96(8): 887−891.

[49] TURKYILMAZ A, EROGLU A, AYDIN Y, et al. The management of esophagogastric

anastomotic leak after esophagectomy for esophageal carcinoma[J]. Dis Esophagus, 2009, 22(2): 119−126.

[50] 江志伟，汪志明，黎介寿，等．经皮内镜下胃造口、空肠造口及十二指肠造口120例临床分析[J]．中华外科杂志，2005，43（1）：18−20.

[51] 韩新巍，吴刚，赵高峰，等．暂时性蘑菇状内支架与经鼻经食管脓腔引流管置入治疗食管−胃吻合口瘘[J]．介入放射学杂志，2005，14（2）：156−159.

[52] FREEMAN R K, VAN WOERKOM J M, ASCIOTI A J. Esophageal stent placement for the treatment of iatrogenic intrathoracic esophageal perforation[J]. Ann Thorac Surg, 2007, 83(26): 2003−2007.

[53] KAUER W K, STEIN H J, DITTLER H J, et al. Stent implantation as a treatment option in patients with thoracic anastomotic leaks after esophagectomy[J]. Surg Endosc, 2008, 22(1): 50−53.

[54] 苏梓航，陈伟光，杨正心，等．食管癌术后吻合口瘘窦道的封堵治疗[J]．广州医药，2007，38（4）：28−30.

[55] 朱青松，章焱周，吕剑剑，等．瘘腔外引流治疗胃食管吻合口瘘[J]．中国胸心血管外科临床杂志，2012，19（3）：336−338.

[56] 张继伟，谢亦山，张广亮，等．食管癌术后吻合口瘘的治疗方法分析[J]．中国肿瘤临床与康复，2001，8（4）：122−123.

[57] 黄可南，徐志飞，丁新宇，等．吻合口旁预置负压引流管治疗食管癌术后吻合口瘘的临床对比分析[J]．第二军医大学学报，2015，36（12）：1356−1359.

[58] TUEBERGEN D, RIJCKEN E, MENNIGEN R, et al. Treatment of thoracic esophageal anastomotic leaks and esophageal perforations with endoluminal stents: Efficacy and current limitations[J]. J Gastrointest Surg, 2008, 12(7): 1168−1176.

[59] 陈健，郭长青．抑郁障碍298例的消化系统表现[J]．中华全科医师杂志，2005，4（9）：546−547.

[60] 于楠．焦虑和抑郁患者躯体化症状的临床分析[J]．山西医药杂志，2015，44（3）：309−310.

[61] 陈珏．进食障碍[M]．北京：人民卫生出版社，2013.

[62] 陈珏．进食障碍诊疗新进展及其对全科医生的启示[J]．中国全科医学，2019，22（8）：873−881.

[63] 崔岩岩，贾玫．癌性厌食的治疗[J]．中国临床医生杂志，2017，45（4）：6−8.

[64] 李涛，吕家华，郎锦义，等．恶性肿瘤放射治疗患者肠内营养专家共识[J]．肿瘤代谢与营养电子杂志，2017，4（3）：272−279.

第四章

肠内营养通路构建临床护理

介入手术不同于外科手术，因其操作微创的特点，除极少数患者外，一般只做局部麻醉，患者处于清醒状态，因此介入操作中的护理工作显得尤其重要。介入手术过程中患者对周围环境非常敏感，会特别留意医务人员的言谈举止。因此，医护人员应密切注意患者的情绪，关注患者心理变化，注重人文关怀，同时要保持手术间安静，做到"五轻"，即说话轻、走路轻、开关门轻、拿放物品轻和操作轻柔。

第一节
肠内营养通路构建术中护理

一、介入操作前护理准备

（一）患者准备

患者进入介入手术室后，护士要热情接待，主动与患者沟通，尽量减轻患者进入手术室后的陌生、无助感。根据检查治疗申请单，严格核对患者的姓名、科室、住院号、年龄、性别、治疗方式，询问有无过敏史、有无义齿。然后协助患者平躺于手术床上，头部垫软枕，双上肢自然放于身体两侧，告知患者术中可能需要去枕或变换体位配合医生操作，注意防止坠床。妥善安置患者身上所带管道，并注意保暖。讲解术中可能出现的感觉，使患者有一定的心理准备，便于配合手术操作。

（二）药物准备

1. **非离子型对比剂**　如碘佛醇、碘克沙醇等，注意对比剂的浓度和温度。
2. **局部麻醉用药**　1%利多可因或利多卡因胶浆等。
3. **备齐抢救药品**　常规抢救准备。

（三）器械准备

1. 介入操作前，护士要根据患者需要及操作者习惯，准备好相关导管、导丝、支架等常规器械。

2. 介入手术操作台用品　①器械包：方盘 1 个，治疗碗 1 个，小药杯 3 个（1 个用于装对比剂，1 个用于装局部麻醉药品，1 个用于装液体石蜡）；②一次性手术辅料 1 套；③无菌手术衣 2 ~ 3 件。

3. 连接好心电监护仪、备好氧气、吸引器等，急救设备完好备用。

4. 建立静脉通道，保障术中安全、快速用药。

二、介入操作术中和围手术期护理及注意事项

（一）术中护理

1. 备好器械台。

2. 协助患者摆好体位，注重心理疏导，给予语言安慰和鼓励。

3. 协助手术医生完成手消毒、穿手术衣、戴无菌手套，协助铺无菌单。

4. 严密监测患者生命体征及神态的变化，特别是要经常与患者语言交流，询问有无特殊不适感觉。

5. 保持患者各个管道的通畅，并注意患者保暖。

6. 随时根据医生的需要，及时、准确地传递各种用物。

（二）围手术期护理及注意事项

1. 护士要随时安慰、鼓励患者。

2. 密切观察患者血压（BP）、脉搏（P）、呼吸频率（R）、血氧饱和度（SpO_2）等体征及患者反应。

3. 肠内营养通路构建术中患者常发生恶心、呕吐，因此及时协助医生清理呕吐物，尽可能保障患者舒适，保持呼吸道通畅，如发现异常，则提醒医生暂停操作并对症处理。

4. 选择肠内营养通路构建术的患者，有部分为门诊患者，治疗结束后需到观察室留观 1 ~ 2h，无不适反应，方可离开医院。

5. 术中密切配合医师操作，术后护理和科学指导是患者获益的关键。

（李　丽　陆　艺　高淑清）

第二节
肠内营养通路的长期护理

肠内营养通路的长期护理，是由患者、家属及医疗人员进行的照料活动体系，以保证不具备完全自我照顾能力的人获得较高的生活质量，获得最大可能的独立、自主、参与、个人满足及人格尊严。

一、肠内营养通路建立后的院内护理

（一）鼻饲营养管

1．妥善固定　用防敏胶带固定于鼻翼及耳垂，粘贴时注意松紧适度，避免导管压迫鼻黏膜或周围皮肤造成损伤破溃。

2．冲洗管腔　鼻饲操作前、后均需用20～30ml温水冲洗鼻饲营养管的管腔。脉冲式冲管（推一下停一下的冲洗方法）可以使温水在导管内形成小旋涡，冲击管壁，有利于将导管内残留的营养液和药物冲洗干净，减少了药物和食物在导管内局部的滞留时间，预防管腔内壁沉淀物的形成。

3．鼻饲饮食　营养液的输注采用肠内营养泵，可保证输注速度的均匀、输注量的准确，同时操作简便。滴速从20ml/h开始，根据患者耐受情况逐渐增加10ml/h，直至120ml/h。输注过程中每4h脉冲式冲管一次，以保持肠内营养管的通畅。自制营养餐，用榨汁机自制鼻饲的营养餐或匀浆液（如鱼汤、蛋羹等），少量多次，逐渐加量。

4．其他并发症

（1）咽部不适感：如痰多、咽干、咽部疼痛、吞咽困难及嘶哑等。雾化吸入可缓解咽部不适。

（2）腹胀：常见原因有营养液滴注速度过快、下消化道运动能力不足，尽可能停用抑制胃肠动力的药物，如儿茶酚胺类、镇静类以及阿片类镇痛药。

（3）腹泻：长期禁食患者，当大量肠内营养液进入胃肠道时，由于鼻饲液浓度、温度不当，或者对营养液（如"整蛋白型肠内营养剂"）不耐受，以及灌注速度过快等，会使胃肠道受激惹，导致腹泻。患者长期应用广谱抗生素导致肠道菌群失调，也可引起腹泻。某些疾病的因素，如低白蛋白血症时，消化道黏膜水肿，可出现腹泻。

（4）便秘：长期卧床、液体不足及流食中纤维素低等可引起便秘。通过增加蔬菜、水果汁，进行腹部环形按摩，应用开塞露等解决问题。

（5）食物反流、误吸：鼻饲时取半卧位，抬高床头30°～45°，鼻饲后

30min 保持半卧位。翻身拍背不可剧烈。

（二）球囊扩张

消化道良性狭窄行球囊扩张后，即刻饮冰水，水中可加入适量云南白药等止血药减少扩张创面出血。饮水后无明显不适，可鼓励患者分次少量进食固体食物，通过反复刺激狭窄消化道减少瘢痕回缩。

（三）消化道支架

1．食管支架

（1）饮食指导：一般术后 2h 可进食温热流质或无渣半流质，3h 后酌情进食少渣软食。指导患者术后不宜进食冰凉食物、黏性食物、粗纤维食物、硬质食物，以免支架收缩滑脱或变形移位，进食时宜取坐位或半坐位，应细嚼慢咽，每次进食后饮少量温开水以冲洗食管及支架上的残留食物，保持食管支架的清洁通畅，0.5h 后方可选择卧位，睡眠时床头应抬高 15°～30°，以防食物反流。

（2）并发症的观察与护理：支架置入术后可能出现的并发症有胸痛、出血或穿孔，应向患者及家属解释，例如胸骨后胀痛不适是由支架复张压迫病变食管所致的，轻度疼痛无须特殊处理，多能自行缓解，如疼痛较剧烈，则予以止痛药物镇痛，一般术后 1 周可消失，异物感会随进食的改善而逐渐适应消失；出血多由食管狭窄段黏膜轻度撕裂所致，一般量少，但应密切观察血压、脉搏、全身情况，以及有无胸痛、发热、咳嗽、黑便等，应安慰患者不必紧张，并予以对症处理。

2．幽门支架

（1）饮食指导：术后第 1 周进食富有营养的流质饮食如牛奶、蔬菜汁等。第 2 周给予易消化的半流质饮食如米粥等，2 周以后，若无其他禁忌，可进普通软食。需要注意的是禁食生冷、坚硬、粗纤维等食物，给予温热饮食，防止支架堵塞。

（2）并发症的观察与护理：支架置入以后，有些患者进食后仍会出现呕吐现象。如排除梗阻或支架扩张不良堵塞的情况，无须特殊处理，2～3d 后即可缓解。

（四）胃造口

1．妥善固定
胃造口管是通过胃内球囊和体表固定板固定。球囊为硅橡胶材质，球囊内的水会自然蒸发，球囊可能会因胃蠕动摩擦而破裂，但后者极少发生。在注入营养液或药物前，一定要轻拉导管以确认球囊处于膨胀状态，胃造口管在胃内。

2．冲洗管腔
注入营养液或药物前、后，用至少 10ml 温水脉冲式冲洗管腔。

3．饮食指导 胃造口当日少量分次注入 10% 的葡萄糖液 250～500ml，确认患者有无不适。如无异常，第 2 天开始可注入营养液。营养液注入时，注意观察患者的脸色、瘘孔周围皮肤的状态以及胃造口管的状态等，如有异常，及早发现。

4．皮肤管理 每天注入营养液时，瘘孔的周围会有污物，可能会引起皮肤的炎症等。可使用浸润温开水的棉棒进行清洁，保持造口管周围皮肤清洁、干燥。

（五）肠梗阻导管

1．经鼻型肠梗阻导管

（1）正确固定导管：因耳垂部没有汗腺，故最好将其固定于此处，同时要在耳垂和鼻孔之间预留 10～20cm 的导管，为导管自主进入预留长度，如鼻孔外导管紧张、变短，要随时放松导管，保证预留导管长度。保持鼻腔清洁，及时清除鼻腔分泌物。可定时在鼻腔内涂液体石蜡或香油，防止鼻黏膜干燥、出血。

（2）心理护理：肠梗阻症状多反复发作，持续时间长，患者痛苦不堪，失去治疗信心。加强与患者的交流，掌握患者的心理变化，给予针对性的心理指导，使患者正视自己的疾病，减轻心理负担，树立治疗的信心，积极配合医护人员工作。

（3）营养护理：在治疗过程中患者需要禁食、水，为此患者常伴有饥饿感或口渴感，同时也易出现营养不良等情况，应遵医嘱给予全胃肠外营养，纠正水电解质失衡，改善患者的营养状况。

（4）促进肠蠕动：多采用半卧位休息，同时鼓励适当地下床活动。嚼口香糖作为一种假饲，通过模拟进食动作，加强神经 - 体液调节，从而促进消化道液体分泌，增加胃肠蠕动，最终加快胃肠功能恢复。

（5）病情观察：置管后腹痛、腹胀加重，或症状不缓解，引流液减少，应及时通知医生进一步诊治。

2．经肛型肠梗阻导管

（1）安全护理：多选择右侧位，不取坐卧位，避免对气囊压迫而造成气囊破裂、导管扭曲，记录导管留置肛门外的长度，以便了解导管留置是过深还是脱出。妥善固定引流袋，预防因引流液过多造成导管脱出。冲洗导管时对患者及家属进行宣教，争取其配合护理工作，切忌过猛翻身而压迫气囊、导管脱落。

（2）冲洗护理：一般每天的灌洗液量为 2 000～3 000ml，每次灌入量为 250～500ml，每 3～5h 灌洗 1 次，灌洗液为 39～41℃，温生理盐水，每次灌入后夹上管夹，保留 10～30min 后，打开 Y 型二腔接头的引流端管夹，将引流端与低压吸引器或引流袋连接进行持续排液。

（3）严密观察腹部症状及体征：询问患者自身感受，记录腹痛及腹胀情况，测量记录腹围变化，听诊肠鸣音。观察引流液的量、色、质，尤其是有无血性引流液引出。判断引流接口有无引流不畅或堵塞，调整引流装置，控制负压吸引＜0.02kPa，预防负压过大导致过度吸引造成肠黏膜出血，冲洗和引流交替进行。

（4）导管使用不良护理：

1）液体流入不畅：①冲洗液面高度不足，护士应通过调节输液架高度，使液面距离床面超过60cm；②导管内侧孔被肠壁附着，可通过调整体位或轻轻捻动导管进行处理；③若为粪便堵塞，可对患者腹部轻轻按摩，并轻轻捻动导管进行处理。

2）肠内容物引流不畅：①冲洗量不足，肠内压力小，冲洗时会因粪便干结而吸收冲洗液，故会引起肠内容物引流不畅，可增加冲洗液量，恢复引流通畅；②粪便过稠、负压小，可增加吸引压力；③负压过大使肠壁吸附于导管侧孔处，可调整负压、轻轻捻动导管；④Y腔接口被粪便堵塞，可将Y型管拔下、清洗、疏通；⑤导管在肠腔内打折，可拔出一段导管再次插入。

二、肠内营养通路建立后的居家护理

（一）鼻饲营养管

1．长期留置鼻饲营养管时，可发生鼻黏膜压伤。调整鼻饲营养管位置，局部涂红霉素，3～5d即可痊愈。多种固定方法交替使用，用绷带在鼻饲营养管进入鼻腔处打一结，再绕管头1周打一活结，既能防止鼻饲营养管脱落，又使鼻饲营养管顺应了鼻腔的自然弯曲，增加患者的舒适度。

2．营养液黏度大、不均匀，药片未化开，冲洗管腔不彻底，可引起堵管。有报道称，应用含胰酶的冲洗液进行鼻饲营养管冲洗，可分解滞留在管壁的营养液及残渣，显著提高冲管效果。

3．建议换管时间　鼻饲营养管一般42d左右换管，须认真阅读并参考说明书。

（二）消化道支架

1．对于需要取出的食管支架，应告知患者及家属具体时间。

2．在放置支架后做放疗或化疗时，支架可能因狭窄的缓解而发生移位。但术后30d后进行放疗或化疗，移位的可能性将有较大的降低。

（三）胃造口

1. 球囊内的水会自然丢失一部分，1周一次将球囊内蒸馏水全部抽出，重新注入 2.5 ~ 3.0ml 蒸馏水。向球囊内注水时要慢慢进行，急速注入有可能损坏球囊。注射器由注水阀拔出时，要注意按住注水阀并旋转注射器向外拔出。

2. 无须对胃造口导管进行特殊保护即可进行日常的沐浴。盆浴或淋浴后用干毛巾擦拭自然干燥即可。

3. 发生脱管或堵管等情况时，需及时就诊。虽较少但有可能由于球囊的破裂造成胃造口导管脱落的情况，此时要马上联系医生，并照医生指示行事。作为无法与医生取得联系的应急处理措施，首先将脱出的导管重新经瘘孔插入胃内，用胶布固定，待第 2 天就诊。在此期间不能注入营养液或药物。如果在未插胃造口导管的情况下，瘘孔会自然闭合。发生堵管时，可尝试用 2ml 注射器强势冲洗导管，若不缓解，须及时就诊，切勿自行用硬物疏通造口管，避免发生其他损伤。

4. 瘘孔周围有营养剂漏出，多因胃胀气、瘘孔过大等，需与医生协商处理。

5. 瘘孔周围皮肤稍有红肿的情况下，可松弛固定板与皮肤的接触面，对皮肤消毒并衬垫纱布。如果症状严重，须联系医生处理。

6. 说明书换管时间为 30d 左右，根据临床经验，可适当延长至 3 个月。

（李　丽　韩丽英）

参考文献

[1] 李怀静. 不同间隔时间冲管对降低鼻胃管堵管的研究[J]. 护士进修杂志，2014（1）：5–7.

[2] 王令焕，刘大响，王秀珍，等. 改良置管方式对头颈肿瘤患者鼻饲管并发症的影响[J]. 护士进修杂志，2009，24（11）：969–971.

[3] 周飞燕，许勤，陈丽，等. 胃肠术后早期咀嚼口香糖促进胃肠道功能恢复效果的系统评价[J]. 中华护理杂志，2012，47（9）：843–846.

附录

附录 A
住院患者营养风险筛查（NRS 2002）

营养风险筛查 （**Nutrition Risk Screening, NRS**）
2002 初筛表

问题	是 [*]	否 [#]
1. 体重指数（BMI）< 20.5kg/m^2 ？		
2. 最近 3 个月内患者的体重有丢失吗？		
3. 最近 1 周内患者的膳食摄入有减少吗？		
4. 患者的病情严重吗？（例如在重症监护中）		

注：[*]是：如果任何一个问题的答案为"是"，则按 NRS 2002 的最终筛查表进行最终筛查；[#]否：如果所有问题的答案为"否"，每隔 1 周要重新进行筛查。
如果患者被安排有大手术，则要考虑预防性的营养治疗计划以避免大手术所伴随的风险。

NRS 2002 的最终筛查表

营养状况			疾病严重程度 （≈需要量的增加）		
正常	0 分	正常营养状态	正常	0 分	正常营养状态
轻度	1 分	3 个月内体重丢失大于 5%；或前 1 周的食物摄入低于正常食物需求的 50% ~ 75%	轻度	1 分	髋骨骨折、慢性病有急性并发症；肝硬化、慢性阻塞性肺疾病、长期血液透析、糖尿病、恶性肿瘤
中度	2 分	2 个月内体重丢失大于 5%；或体重指数在 18.5 ~ 20.5kg/m^2，加上受损基本营养状况；或前 1 周的食物摄入量为正常食物需求量的 25% ~ 60%	中度	2 分	腹部大手术、脑卒中、重症肺炎、血液系统恶性肿瘤

续表

营养状况			疾病严重程度 （≈需要量的增加）		
严重	3分	1个月内体重丢失大于5%（3个月内大于15%）；或体重指数小于18.5kg/m²，加上受损的基本营养状况；或前1周的食物摄入量为正常食物需求量的0～25%	严重	3分	头部损伤、骨髓移植、重症监护的患者
分数			分数		
年龄*			总分数		

注：*如果年龄≥70岁，在总分基础上加1分。

关于处理，总分≥3分的患者有营养不良风险，开始制定营养治疗计划；总分<3分的患者，每周复查营养风险筛查。

—附录 B—
肿瘤患者营养状况评估（PG-SGA）

患者主观整体评估（Patient-Generated Subjective Global Assessment，PG-SGA）由患者自我评估和医务人员评估两个部分组成，具体内容包括体重、进食情况、症状、活动和身体功能、疾病、应激、体格检查等7个方面。前4个方面由患者自己评估，后3个方面由医务人员评估，总体评估包括定性评估和定量评估两种。2016年PG-SGA作为国家行业标准，由中国抗癌协会肿瘤营养与支持治疗专业委员会推荐使用。

一、体重

1个月体重丢失情况	评分	6个月体重丢失情况
≥10%	4	≥20%
5%～9.9%	3	10%～19.9%
3%～4.9%	2	6%～9.9%
2%～2.9%	1	2%～5.9%
0～1.9%	0	0～1.9%
2周内体重下降	1	
本项记分		

二、进食情况

在过去的 1 个月里，我的进食情况与平时情况相比：	评分	我目前进食：	评分
无变化	0	正常饮食	0
大于平常	0	正常饮食，但比正常情况少	1
小于平常	1	进食少量固体食物	2
		只能进食流质食物	3
		只能口服营养制剂	3
		几乎吃不下食物	4
		只能依赖管饲或静脉营养	0
本项记分			

三、症状

近 2 周来，我有以下的问题，影响我的饮食：	评分
没有饮食问题	0
恶心	1
口干	1
口腔溃疡	2
吞咽困难	2
呕吐	3
便秘	1
腹泻	3
疼痛 （部位）	3
没有食欲，不想吃饭	3
食物没有味道	1
食物气味不好	1
吃一会儿就饱了	1
其他 （如抑郁、经济问题、牙齿问题）	1
本项记分	

四、活动和身体功能

在过去的 1 个月，我的活动：	评分
正常，无限制	0
与平常相比稍差，但尚能正常活动	1
多数时候不想起床活动，但卧床或坐着的时间不超过 12 小时	2
活动很少，一天多数时间卧床或坐着	3
几乎卧床不起，很少下床	3
本项记分	

五、疾病

疾病	评分
癌症、艾滋病	1
呼吸或心脏病恶病质	1
存在开放性伤口、肠瘘或压疮	1
创伤	1
年龄超过 65 岁	1
本项记分	

六、应激

应激因素	无（0分）	轻度（1分）	中度（2分）	高度（3分）
发热	无	37.2 ~ 38.3℃	38.3 ~ 38.8℃	> 38.8℃
发热持续时间	无	< 72h	72h	> h
是否使用激素	无	低剂量< 10mg/d 泼尼松	10 ~ 30mg/d 泼尼松	> 30mg/d 泼尼松
本项记分				

七、体格检查

项目	0分	1分	2分	3分
脂肪储备				
眼眶脂肪垫				
三头肌皮褶厚度				
下肋脂肪厚度				
总体脂肪缺乏程度				
肌肉状况				
颞部（颞肌）				
锁骨部位（胸部三角肌）				
肩部（三角肌）				
肩胛部（背阔肌、斜方肌、三角肌）				
手背骨间肌				
大腿（四头肌）				
小腿（腓肠肌）				
总体肌肉消耗评分				
液体状况				
踝水肿				
骶部水肿				
腹水				
总体水肿程度评分				

本项记分

八、PG-SGA 定量评价结果判断和营养建议

总记分	评价结果	营养建议
0～1分	营养良好	不需要干预措施，治疗期间保持常规随诊及评价
2～3分	可疑营养不良	由营养师、护师或医生进行患者或患者家庭教育，并可根据患者存在的症状和实验室检查结果，进行药物干预
4～8分	中度营养不良	由营养师进行干预，并可根据症状的严重程度，与医生和护师联合进行营养干预
≥9分	重度营养不良	急需进行症状改善和／或同时进行营养干预

附录 C
《中国恶性肿瘤营养治疗通路
专家共识（2018 年）》节选

一、背景

根据中国抗癌协会肿瘤营养与支持治疗专业委员会一项大样本临床调查报告（*n*=15 112）显示，我国恶性肿瘤患者营养不良发生率高达 67%。营养不良可导致患者对肿瘤治疗的耐受性、敏感性下降，进而造成不良临床结局，如并发症发生及死亡风险上升、住院时间延长、再住院频率增加、医疗费用增加。因此近年来肿瘤患者的营养不良成为临床广泛关注的问题，营养治疗成为肿瘤治疗的一个重要部分。因此，中国抗癌协会肿瘤营养与支持治疗专业委员会主任委员石汉平教授明确提出：营养治疗应该成为肿瘤患者的基本治疗措施。

营养不良的规范治疗应该遵循"五阶梯"治疗原则，即随患者营养不良程度由轻到重、实际进食量由多到少，营养治疗应依次选择营养教育、饮食＋口服营养补充（oral nutritional supplements，ONS）、全肠内营养、部分肠外营养、全肠外营养。营养治疗的通路包括鼻胃、鼻肠、造口、经外周静脉中心静脉置管（PICC）等置管方式。然而，由于恶性肿瘤的病理特点，很多常规操作方式并不适用，如营养不良性水肿或癌性胸腔积液／腹水可能给穿刺、置管带来困难，肿瘤恶病质可能导致患者置管困难、严重消化吸收不良等，肿瘤组织的增生／压迫／浸润、手术引起的解剖结构改变、放疗引起的黏膜损伤、化疗药物对食物消化吸收代谢的不良影响等因素都可能导致患者无法经正常途径进食或置管。另外，如果穿刺、置管部位是位于病变器官或其邻近组织，某些常规操作方法可能会引起肿瘤细胞的播散。因此，恶性肿瘤患者营养治疗通路的建立原则与操作方法与非肿瘤患者的不尽相同，临床医师应该重视这一特殊性，并努力为肿瘤患者建立最适宜的营养治疗通路。

目前国内外尚未发布专门针对恶性肿瘤营养治疗通路制定的指南、共识。为提高临床医师对恶性肿瘤营养治疗通路建立的重视程度、规范恶性肿瘤营养通路的建立，更好地发挥建立营养治疗通路在恶性肿瘤治疗中的作用，中国抗癌协会肿瘤营养与支持治疗专业委员会肿瘤营养通路学组结合国内外现有证据和临床经验，特制定本共识。

二、鼻胃管

1. 概述 肠内营养（enteral nutrition，EN）因其具有符合人体生理过程、并发症少及营养供给全面等优点，是目前国内外一致推荐的营养治疗首选方案。肠内营养可选的路径包括口服和管饲两大类，管饲路径又包括鼻胃管（nasogastric tube，NGT）、鼻肠管（nasointestinal tube，NIT）咽造口、胃造口及空肠造口等。鼻胃管是传统的肠内营养管饲路径，管径较粗，通常不易引起堵塞，具有操作简便及易于开展等优点。然而，应用鼻胃管的患者胃潴留发生率较高，且部分疾病（重型颅脑外伤）导致胃排空障碍，更是增加了呕吐、误吸及吸入性肺炎等风险。所以，虽然鼻胃管置管简单，对于其选用，依然需要根据循证医学原则进行个性化选择。

鼻胃管作为肠内营养的传统给予途径，不同口径大小的鼻胃管对机械通气患者的病死率并无影响。鼻胃管作为克罗恩病连续肠内营养治疗的主要方式，能够有效降低其复发率及肠瘘发生率。但是，胃造口管与鼻胃管相比，能降低那些需要长期管饲营养治疗患者的远期病死率，早期运用胃造口管进行肠内营养效果优于鼻胃管。多项随机对照试验研究针对不同疾病对早期肠内营养给予途径（鼻胃管和鼻肠管）进行了比较，在营养治疗时间，ICU 住院时间、病死率及医源性肺炎方面两者之间并无差异，但是鼻肠管能减少胃肠道并发症。

2. 推荐意见

推荐	证据级别	推荐意见
小口径（直径为 2.66mm）的鼻胃管更适合应用于重症监护病房（ICU）机械通气患者，可降低胃食管反流和支气管误吸风险	Ⅱ b	B
胃造口置管较经鼻置胃管更适合于合并急性脑卒中后持续性吞咽困难患者	I b	A

三、鼻肠管

1. 概述 肠内营养因其具有符合人体生理过程、并发症少及营养供给全面等优点，是目前国内外一致推荐的营养治疗首选方案。对于肠内营养的给予途径，一般采取鼻胃管、鼻肠管、咽造口、胃造口及空肠造口等。不同的肠内营养途径会产生不同的置管相关并发症，如反流、腹胀、腹泻、呕吐及误吸等。但是，选择何种营养治疗途径仍然是当前临床上需要解决的问题。鼻肠管是目前肠内营养治疗的理想给予途径，不论是胃镜下引导置管，还是术中经鼻置管，均可在无创条件下进行。鼻肠管是在幽门后置管喂养。它直接通过幽门进入十二指肠或者空肠，使反流和误吸发生率大大降低，患者对肠内营养耐受性增加。经鼻肠管行早期肠内营养治疗具有操作简便、创伤小、效果可靠等优点，利于患者术后快速康复。因其导致胃潴留的发生率极低，所以减少了呕吐、误吸及吸入性肺炎等风险。目前，随着新型聚氟酯材质的螺旋形鼻肠管的广泛使用，其逐渐成为临床上主要的肠内营养支持治疗途径。

鼻肠管作为肠内营养的一种给予途径，随着不同类型及不同口径大小的鼻肠管的出现，在临床上越来越多应用于危重患者肠内营养治疗。多项随机对照试验研究针对不同疾病对早期肠内营养给予途径（鼻胃管和鼻肠管）进行了比较，在营养治疗时间，ICU时间、病死率及医源性肺炎方面两者之间并无差异，但是鼻肠管能减少胃潴留及并发症的发生率。鼻空肠管与空肠造口管相比，能降低呼吸机相关性肺炎发生率，缩短机械通气时间和入住ICU的天数，更快地达到肠内营养治疗目标，有效缩短喂养管移除时间，且更安全。但是，在晚期肿瘤患者中，经皮内镜下胃造口空肠置管术（PEG-J）与鼻肠管相比，两组患者病死率无差异，但是行PEG-J肠内营养治疗患者并发症发生率明显低于鼻肠管，且PEG-J组患者家庭肠内营养（HEN）支持率高于鼻肠管组。就目前纳入的研究，样本量不大且干预时间较短，随访时间也不长，还欠缺长时间的干预性研究。

2. 推荐意见

推荐	证据级别	推荐意见
鼻肠管适用于存在反流和误吸高风险的患者，留置时间不超过4周	Ⅰb	A
经皮内镜下胃造口空肠置管术（PEG-J）较鼻肠管更适用于合并长期吞咽困难的肿瘤患者行家庭肠内营养治疗	Ⅱb	C
鼻肠管较鼻胃管更适合于机械通气患者、危重症患者	Ⅱb	B
鼻肠管和空肠造口管都适用于胰十二指肠切除术后患者。如肠内营养治疗时间较长，空肠造口管的耐受性可能更好	Ⅱa	D

四、食管支架

1. 概述 恶性肿瘤是威胁人类健康最主要的疾病之一，恶性肿瘤患者往往出现营养不良，尤其是食管肿瘤可导致食管狭窄、瘘等情况，患者表现为吞咽困难，不能进食固体甚至流质食物。因为长期不能进食，患者生活质量明显下降，出现营养不良，加速了患者死亡。食管支架置入作为能缓解吞咽困难的一种姑息有效的手段，可用于食管恶性肿瘤导致的狭窄、漏和瘘口的封堵，也可用于其他恶性肿瘤（包括肺癌、纵隔肿瘤、转移性肿瘤）导致的食管外压性狭窄及难治性良性狭窄、瘘、漏的治疗。关于支架的选择，要根据情况选用与病情相符合的支架，依然需要根据循证医学原则进行个性化选择。

2. 推荐意见

推荐	证据级别	推荐意见
食管支架是治疗食管恶性肿瘤吞咽困难的一种有效的姑息性治疗方法。建议放置部分或全覆膜自膨式金属支架	Ⅰa	A
全覆膜金属支架可作为封闭恶性食管-气管瘘或支气管-食管瘘的首选方法	Ⅲa	C
食管支架置入后出现再梗阻、断裂、瘘、嵌入等并发症，可以通过支架内置入支架技术解决	Ⅲa	C

五、经皮内镜下胃空肠造口术

1. 概述 自1980年Gauderer等首先报道了经皮内镜下胃造口术（percutaneous endoscopic gastrostomy，PEG）以来，经历了三十多年的发展，PEG的操作方式及手术成功率已得到了极大的提高。

PEG是内镜下经腹壁穿刺胃腔，置入导丝，应用导丝引导胃造口管经口腔、食管进入胃腔的微创造口手术，可以对不能经口进食的患者行肠内营养或胃肠减压。经皮内镜下空肠造口术（percutaneous endoscopic jejunostomy，PEJ）是另一种造口方法。这两个手术以操作简便易行、并发症少、耐受性好等优势广泛应用于欧美国家，美国胃肠协会已经把PEG/PEJ作为首选的营养治疗通路，为长期不能经口进食的患者提供营养。作为一项有创操作，PEG存在一定的并发症，但是随着综合技术的发展和操作熟练程度的提高，这些并发症的发生率也在降低。目前，PEG、PEJ已经逐渐在全国范围内广泛实施，亟待相关临床实践指南来指导全国PEG、PEJ工作更规范、安全、有效地开展。

　　传统肠内营养途径主要是经鼻胃管（nasogastric tube，NGT）进行喂食，此方法操作简便，患者易于接受。但是，长时间应用同样会使患者产生恶心、反酸、口腔及鼻黏膜损伤、反流性误吸等并发症，其中因误吸引起肺炎是导致患者病情加重且最终死亡的最常见并发症。因此，PEG/PEJ 目前为需要长期肠内营养患者的首选和主要方法。与传统的手术胃 / 肠造口相比，PEG/PEJ 具有操作简单、快速安全、无须特殊麻醉、可以在患者床边放置、术后并发症少等优点，同时术后易于护理、患者易于接受、痛苦少。另外，采用 PEJ 技术能快速建立经空肠的营养通路，避免营养液对胃、十二指肠和胰腺的刺激，用于重症胰腺炎、十二指肠瘘或梗阻以及胃潴留等患者，具有明显的优势。然而，目前全国各个中心在PEG/PEJ 时操作与管理中尚无统一标准，且相关学科间缺乏交流与合作。

2．推荐意见

推荐	证据级别	推荐意见
对于鼻咽部、头颈部、上段食管肿瘤的患者，可以预防性 PEG 置管，待患者手术成功后，或者放疗、化疗结束后，可以正常经口进食时拔除	Ⅱ b	B
对鼻咽部或上段食管肿瘤、预计预后不良的患者，也可以姑息性地放置 PEG，进行姑息治疗	Ⅱ b	B
脑室腹腔分流系统已不再是 PEG/PEJ 的绝对禁忌证。延长脑室分流术与 PEG 置管的间隔时间，可降低分流系统感染的发生	Ⅳ	D
曾接受腹部手术并非 PEG 的禁忌证。但需要额外注意的是，应避免造口管穿过居于其间的肠管	Ⅳ	D
接受抗血小板治疗的患者，在 PEG/PEJ 术前，噻吩吡啶类药物（如氯吡格雷）至少停用 7d，或换成阿司匹林单药治疗，直到可安全地恢复噻吩吡啶类药物	Ⅱ b	B
建议所有接受 PEG/PEJ 置管的患者在术前预防性使用抗生素	Ⅰ	B
口咽部或食管肿瘤的患者，以及有治愈可能的食管癌患者，建议使用直接穿刺法置管	Ⅱ a	B
在管饲或给药后，用 20ml 注射器抽取温水冲洗管道，以降低管道堵塞的风险	Ⅲ	C
幽门梗阻的患者，建议行 PEG/PEJ，经 J 管喂养，同时经 G 管减压	Ⅲ a	C

六、非外科空肠造口术

1. 概述 通过外科手术空肠造口已有超过 100 年的历史，最晚在 1878 年已有相关报道。目前外科空肠造口已发展出多种术式，包括腹腔镜下空肠造口术（percutaneous laparoscopic jejunostomy，PLJ）、穿刺针导管空肠造口（needle catheter jejunostomy，NCJ）、隧道式空肠造口和 Roux-en-Y 空肠造口等。随着技术的进步，临床上建立空肠管饲的非外科途径越来越多，为患者提供了更多接受个性化肠内营养的选择。影像介入技术已被用于空肠造口，包括经皮超声引导下空肠造口术（percutaneous sonographic jejunostomy，PSJ）和经皮透视引导下空肠造口术（percutaneous fluoroscopic jejunostomy，PFJ）等。通过内镜造口技术进行空肠置管的报道最早见于 1984 年，尽管当时实际上指的是经皮内镜下胃造口后，经胃造口管置入空肠延长管，但常被称为经皮内镜下空肠造口术（percutaneous endoscopic jejunostomy，PEJ）。真正意义上的内镜下经皮直接空肠造口是在 1987 年由 Shike 等报道，为区别于 PEJ，这种经内镜引导经皮直接穿透空肠壁的造口方法后来被称为直接法经皮内镜下空肠造口术（direct percutaneous endoscopic jejunostomy，DPEJ），而 PEJ 也被称为经皮内镜下胃空肠造口术（percutaneous endoscopic gastrojejunostomy，PEG-J）或间接法经皮内镜下空肠造口术。对于需空肠造口置管建立长期 EN 支持途径的患者，应根据其临床状况的不同，选用适当的个性化 EN 通路。

内镜下或影像学辅助下进行的空肠造口均较胃造口有更高的技术难度和设备要求，其在 EN 中的应用远不如胃造口普遍，但其具有可为胃切除术后、高误吸风险、胃内喂养不耐受、术后胃瘫综合征等患者建立 EN 通路的独特优势，并且可显著减少呕吐、反流误吸的风险，因此近年来，关于空肠造口临床应用的研究报道逐渐增多。

中华医学会肠外肠内营养学分会（CSPEN）指南认为，对于接受腹部手术且术后需要较长时间 EN 治疗的患者，可以考虑术中进行空肠造口放置空肠营养管；对于实施近端胃肠道吻合术且需要 EN 治疗的患者，应经吻合口远端进行空肠造口喂养。中国抗癌协会临床肿瘤学协作专业委员会（CSCO）共识意见亦认为，腹部大手术患者术中置经皮空肠穿刺喂养管是安全的，在所有接受腹部手术的需管饲营养的患者中，可考虑术中放置较细的空肠造口管，由于放疗可导致严重的口腔和咽喉放射线炎性反应，欧洲临床营养和代谢学会（ESPEN）指南将 PEG/PEJ 作为放疗患者 EN 的首选途径。因此，临床应用中，腹部手术患者可以在术中接受空肠造口置管，对于非腹部手术或其他原因需要长期 EN（> 30d）的患者，且口咽、食管无完全性梗阻内镜可通过时，则优先考虑建立 PEG 通路，当患者满足 PEG 适应证，但无法施行 PEG 或 PEG 无效时，需考虑建立 PEG-J/DPEJ 通路。限制患者接受 PEG 的原因主要包括：胃或残胃排空障碍；患者无法耐受胃内喂养，即反复出现无法控制的恶心、呕吐、胃食管反流症状或由此导致的吸入性肺炎；胃壁无法获得穿刺点等；胃流出道（幽门、十二指肠或术后胃肠吻合口）梗阻，这种情况下若内镜无法通过，则 PEG-J/DPEJ 亦有困难，但可先予扩张或在 X 线造影辅助下操作。PEG-J 操作成功率尽管可高达 89.7% ~ 92.5%，现有最大样本量（n=307）的文献报道 DPEJ 操作成功率为 68%，远低于 PEG-J。目前已有少数的透视或超声等影像学手段辅助下可一定程度上提高 DPEJ 操作成功率的文献报道。单气囊小肠镜（SBE）或双气囊小肠镜（DBE）进行 DPEJ 较易成功，一项小样本研究提示 SBE-DPEJ 成功率为 92%，多篇临床研究显示 DBE-DPEJ 成功率可达 90% ~ 100%。然而小肠镜对人员和设备均有较高的要求，尚不能广泛开展，因此被认为是常规 DPEJ 失败时的补救措施。PEG-J/DPEJ 术后并发症大致同 PEG，主要包括切口感染、导管移位、造口旁渗漏、导管堵塞、切口血肿、吸入性肺炎、胃肠道出血、腹膜炎等。CSPEN 指出，对于经肠喂养患者，管饲在肠道内位置越低，反流误吸的风险也越低。目前尚无在肿瘤患者中 PEG-J 与 DPEJ 应用情况比较的高级别大样本随机对照试验研究，现有的临床研究显示，两者造口旁渗漏、切口血肿、出血等近期并发症相当，但 DPEJ 远期并发症更少，其导管通畅时间更长，PEG-J 发生导管移位显著多于 DPEJ。一项小样本对比研究认为，PEG-J 的再次干预率明显高于 DPEJ，DPEJ 能提供更为稳定、持久的长期 EN 支持。当患者出现口咽、食管恶性梗阻，内镜无法通过时，可考虑应用外科空肠造口或其他影像介入技术建立空肠管饲通路，包括经皮影像辅助胃空肠造口术（PRGJ）和直接法经皮影像辅助空肠造口术（DPRJ）等，先前的报道中，透视引导下直接空肠造口的技术成功率为 85% ~ 96%，影像技术辅助的空肠造口术适应证、禁忌证与 PEJ 相似，对于部分无法接受内镜插管的患者，若条件允许可考虑。

2. 推荐意见

推荐	证据级别	推荐意见
对需要 ≥ 4 周 EN 治疗的非手术肿瘤患者，若存在术后胃瘫综合征、胃内喂养不耐受、胃流出道梗阻等 PEG 禁忌证，推荐用 PEG-J/DPEJ 建立 EN 途径	Ⅰ b	A
放疗期间需接受 EN 的头颈部肿瘤患者，若存在胃瘫、胃内喂养不耐受、胃流出道梗阻等 PEG 禁忌证，推荐 PEG-J/DPEJ 建立 EN 途径	Ⅱ b	B

续表

推荐	证据级别	推荐意见
X 线透视辅助下操作可提高 PEG-J/DPEJ 成功率	Ⅱb	B
PEG-J/DPEJ 术后并发症与 PEG 大致相同，DPEJ 发生导管移位更少	Ⅱb	B
单气囊或双气囊小肠镜可提高 DPEJ 成功率	Ⅲ	C

七、外科空肠造口术

1. 概述 通过外科手术空肠造口已有超过 100 年的历史。目前，外科空肠造口已发展出多种术式，包括隧道式空肠造口术（Witzel 空肠造口术）、Roux-en-Y 空肠造口术、穿刺针导管空肠造口术（needle catheter jejunostomy，NCJ）以及腹腔镜下空肠造口术（percutaneous laparoscopic jejunostomy，PLJ）。随着微创技术和材料装备的进步与普及，PLJ 已较为成熟并广泛在临床开展，近些年国内外已有单孔造口的报道。与开腹手术相比，PLJ 的优势在于其切口更小、术后康复更快、住院时间缩短、发生切口感染和切口疝的概率明显下降，因而应用更为广泛。各种外科空肠造口术均可能发生肠梗阻、腹壁感染、肠外瘘、造口管移位滑脱等并发症。对于需外科空肠造口置管建立长期 EN 支持途径的患者，应根据其临床状况的不同，选用适当的个体化 EN 通路。

由于肿瘤对于消化功能的影响，上消化道肿瘤患者多伴长期进食受限，加之肿瘤本身的消耗，患者往往存在不同程度的营养不良。如果患者术后短期之内无法进食，再加上手术创伤性应激反应，全身营养情况将进一步恶化。因此，围手术期的营养支持显得尤为重要。外科空肠造口使得上消化道肿瘤术后患者可以早期并长期接受肠内营养，补充患者因进食困难及术后早期禁食或者进食量少所引起的营养不足。同时，空肠管的管道耐受性较好，反流、误吸等并发症发生率较低。对于术前已经存在严重营养不良，或者术后出现感染、吻合口瘘等严重并发症患者，术中放置空肠造口管可长时间带管，保证这类患者有足够的营养摄入，有利于患者康复；同时，通过空肠造口管可对患者进行安全、有效的家庭肠内营养，且护理较为方便。

2．推荐意见

推荐	证据级别	推荐意见
对于大部分接受上消化道手术患者，术后需要禁食，推荐术中空肠造口建立 EN 治疗途径	Ⅰ a	A
对于消化道手术前已存在严重营养不良，或术后需要放化疗的患者，需要长期家庭营养治疗，推荐术后带管出院，继续接受 EN 治疗	Ⅰ b	A
鼻肠管可能比术中放置空肠造口管更适用于胰十二指肠切除患者	Ⅱ a	D

6